JN319638

ガンもボケも逃げ出す「人生のテーマ」の見つけ方

おカネをかけずに100歳まで元気な生活術

講談社＋α新書
プラスアルファ

まえがき――「人生のテーマ」を見つけた人は健康で長生き！

健康になろうとして毎日の食事に気を配ったり、何か運動に取り組んだり……こうした努力をしている人は多いかもしれません。

しかし、それだけで健康が得られ、長寿が実現できるとはかぎりません。

私はこれまで一〇〇歳以上のお年寄り（百寿者）の聞き取り調査を通じて、様々な角度から長寿の条件について探ってきました。

そうした調査を通じてわかってきたのは、体によい食事や適切な運動だけが長寿の条件であるわけではないということ。ある意味でそれ以上に大事なのが、本書のメインテーマである「人生のテーマ」を持っているということなのです。

興味深いことに、長寿の人の多くが壮年期に「人生のテーマ」を見つけ出し、場合によっては生き方を軌道修正することで、健康長寿の道を歩んでこられました。

そうです、「人生のテーマ」を持っていたからこそ充実した毎日が送れ、その延長線上で健康長寿が得られた――こう解釈できる事例がとても多いのです。

もちろん、「人生のテーマ」といっても、それほど大げさに考える必要はありません。一人ひとり生き方が異なるのですから、テーマの内容もおのずと異なります。はたから見てささいなことであっても、その人にとって生き方の核になっていることもあるでしょう。

ただ、どんなテーマでも構わないというわけでもありません。ここが本書でお伝えしていく最大のポイントになりますが、実際、いくら好きなこと楽しいことでも、長寿につながらないケースがあるからです。

たとえば、「私は仕事が生き甲斐《いがい》です」という人も多いと思いますが、働きすぎて病気に罹《かか》ったり、過労死してしまったりすることもあるはずです。

これに対して、人生の壮年期に、本当の「人生のテーマ」を見つけられた百寿者の多くは、大病に罹ることなく、その長い道のりを元気に楽しく過ごしてこられました。食事や運動についても、独自の哲学や発想をお持ちで、それが医学的に見た長寿の条件に合致していたというケースも珍しくありません。

同じようにテーマを持っていたとしても、現実には短命に終わってしまう人とバリバリ働きながら長生きできる人がいる。その違いはいったいどこにあるのでしょうか？

長寿が得られた人は、その違いを無意識のうちに感じとり、自分の人生に活かしてきたといえますが、それは誰にでもできることではありません。

大事なのは「充実した人生を送り、健康長寿を得るために、どんなテーマを持てばいいのか」――この点を解き明かし、意識して取り入れていくということです。

百寿者の人たちは、たとえば以下のようなことを「人生のテーマ」に据え、実りある人生を作り上げてきました。

ヨガ、瞑想《めいそう》、太極拳、ピラティス、気功、合気道、水泳、ウオーキング、サイクリング、ダンス、ボーリング、スキー、山歩き、旅行、釣り、ピアノ、フルート、語学、カメラ、カラオケ、料理、陶芸、習字、手芸、囲碁、将棋、ガーデニングなどなど。

こうした趣味に打ち込むことがなぜ長寿につながるのか？――この点については本書でじっくり解き明かしていきますが、どれもことさらに身構える必要がなく、身近に実践できることばかりであることに気づかれるでしょう。

もちろん、仕事を「人生のテーマ」にする場合でも、長寿につながるポイントがいくつかあります。仕事も趣味も、ただ頑張ればいいわけでも、熱中すればいいわけでもないのです。ポイントを外してしまうと人生のどこかでつまずいてしまい、長寿どころか健康的な生き方すらおぼつかなくなってしまいます。

これまでの著書では、食事や運動、生活習慣などの面から長寿の条件についてアプローチしてきましたが、本書で取り上げる「人生のテーマ」は、そのすべてに関わっています。その意味では、本書の内容は盛りだくさんだといえるでしょう。

食べることも、体を動かすことも、そして何かに打ち込むことも、「いまがよければいい」というものではありません。

仕事をしていると半年先、一年先の自分しか思い浮かばないかもしれませんが、その先にも人生が続いていくはずです。

もっといえば、やがて老いるときもやってくる。そのとき、自分はどんな生き方をしているのか？　好きなことに打ち込めているか？　笑顔で暮らしているか？　――そんなことをイメージしつつ、いまの生き方を見直してみませんか？

大事なのは、「年をとってからの自分の生き方」を見据えた「人生のテーマ」作りです。

特に人生の後半戦にさしかかっている世代の人は、ただ漫然と日常を過ごすのではなく、もっと長期戦略を持って過ごしていくようにしてください。

いまという瞬間をよりよく生きる――短期戦略

老いたときの自分の姿を思い浮かべ、できることを準備する――長期戦略

本書をお読みになっていくとおわかりになると思いますが、皆さんの多くはこの二つの戦略をバラバラにとらえてしまっています。

いまをよりよく生きることが老いたときの自分の幸せにつながるような生き方――私がお伝えしたいのは、そんな新しいライフスタイルの提案です。

それは決して難しいことではありません。本書をご覧になり、気づいたところから実行するだけで、目の前の現実は少しずつ変わっていきます。もちろん、そうしたいまの自分に役立つことの蓄積が将来の自分を作っていくでしょう。

これまでの長寿研究を通じて得られた豊富なデータ、アンチエイジング（加齢制御）医学の専門医としての日々の臨床経験などをふまえながら、これまでになかった「人生のテーマ」の見つけ方についてご案内していきたいと思います。

二〇一二年四月

白澤卓二《しらさわたくじ》

目次◉ガンもボケも逃げ出す「人生のテーマ」の見つけ方

第三章　医者知らず「人生のテーマ」に頼る長寿法

第四章　ガンが逃げ出す「人生のテーマ」の見つけ方

第五章　「人生のテーマ」を実現する食事法

第六章　「人生のテーマ」を見つける五つの約束

第一章　大好きなことを「人生のテーマ」に変える方法

✲生涯続けられることとは何か?

ご存じのように、いまは過去の時代にない超高齢社会です。

平均寿命は男性で七九・六四歳、女性で八六・三九歳（二〇一〇年）。定年退職してからでも、ゆうに一五〜二〇年くらいは余命がある計算です。

このように長生きすることが当たり前になってしまった以上、老いてからの自分の生き方を視野に入れた人生設計がどうしても必要になってきます。

そのうえでまず考えなければならないのは、どんなことでしょう?

健康であること、一定の蓄えがあること、一緒に過ごせる家族や仲間がいること……様々なことが思い浮かんでくると思いますが、それ以上に大事になってくるのが「人生のテーマ」を持つということです。

この「人生のテーマ」という言葉から、あなたはどんなことを連想しますか?

仕事や趣味を問わず、自分の好きなこと、ずっと没頭できることを指していると考えた人も多いかもしれませんが、残念ながらそれだけでは不十分です。

自分の好きなことに打ち込めることは、確かにとてもすばらしいことです。それが一過性のものでなく、自分の生き甲斐になっているのだとしたらなおさらです。そうしたものを見つけられたのは、このうえなく幸福なことだといえるでしょう。

それに水を差すつもりはありませんが、ここで問うてほしいのは、「その好きなことが生涯にわたって続けられるのか？」ということ――。

たとえば、私は一〇〇歳を過ぎても元気なお年寄りに数多くお会いしてきましたが、お話を伺っていくと、若い頃、あまり激しいスポーツをやっていないことがわかります。年齢を少し下げて、七〇～八〇代でもそうでしょう。

理由は簡単で、いくら好きなスポーツでも、続けていくうちに膝《ひざ》を壊して、続けられなくなるケースがとても多いからです。

テニス、バスケットボール、サッカー、ランニング……どれも膝に負担がかかりますから、どこかでリタイアを余儀なくされてしまいます。

好きなことができなくなるというのは、生き甲斐が奪われることでもあります。そうなっては、老いてからの人生設計も狂ってしまうでしょう。

テニスが好きだという人は、元気なうちはテニスを続けても結構ですが、そうでなくなった場合のことも考えておく必要があるということです。

もちろん、ほかのスポーツについても同様です。老いてから急に好きなことを見つけるのは難しいでしょうから、なるべく若いうちに、意識してプラスアルファを見つけるようにする。そして、少しずつチャレンジしてみる。

ほんの一例ですが、それが私のいう「長期戦略」です。スポーツにかぎらず、日常の様々な場面でこうした長期戦略を持ち、もう少し俯瞰《ふかん》した視点で人生をとらえる感覚を養ってほしいのです。

✼好きな仕事をしつつ健康維持を

もっとわかりやすい例として挙げられるのは、「まえがき」でも触れたような「私は仕事が生き甲斐です」という人のケースでしょう。長年にわたって仕事ばかりに打ち込んでいた人が、定年後にすることがなくなり、急に老け込んでしまうという話はよく聞きます。

身体的にいくら健康であっても、生きる張りがなくなってしまえば、充実した老後を過ごすことは難しいでしょう。

また、そうやって頑張って仕事に打ち込むこと自体が健康を害することにつながっている可能性も十分にあります。メタボリックシンドロームや肥満がこれだけ問題になっているのですから、むしろそうした可能性のほうが高いかもしれません。

だとしたら、第二の人生でやりたいことがあっても思い通りにはいきませんね。

働きすぎのツケで老後の健康が脅かされる——そうした不安を持っている人は少なからず

いると思いますが、働いている以上、それは仕方ないことなのでしょうか？
好きな仕事に打ち込みながら、しっかり体調管理もでき、それが健康的な老後の生活にもつながっていく――そんな生き方を実践したいと思いませんか？

詳しくは本書で解説していきますが、ただ単に好きなことに打ち込んでいれば幸せな人生が送れるというものではありません。

ポイントとなるのは、先ほどもお話ししたように視野を広げ、自分の人生を俯瞰的にとらえる「長期戦略」を持つということ。好きなことに打ち込みながら、その一方で自分自身の将来を見つめる冷静な視点が必要だといいかえてもいいでしょう。

たとえば、先ほどのスポーツを例にとれば、スキー、水泳、ウオーキングなどは、かなりの高齢になっても楽しむことのできるスポーツです。

同様に、社交ダンス、ボーリング、サイクリング、山歩き、あるいは第二章でお話ししていきますが、ヨガ、ピラティス、太極拳などもいいでしょう。

お気づきかもしれませんが、これらのスポーツは膝に過度の負担がかかりません。

ですから、体力面で衰えても、そのときの体力に合った関わり方で継続することができます。これから何か運動を始めたいという人は、この点を参考にしてください。いまの生活を楽しみつつ、そんな発想を持つようにしてほしいのです。

✿七〇歳でスキーが続けられた理由

私が調査してきた百寿者のなかでは、好きなスポーツに生涯打ち込んで長生きをしたケースとして、プロスキーヤーの三浦敬三《みうらけいぞう》さんがまず思い浮かびます。

敬三さんは七〇歳でヒマラヤ、七七歳でキリマンジャロ、そして九九歳でモンブランを滑降するなど、還暦を過ぎてからも国内外の山々に足を運び、大好きなスキーに積極的にチャレンジされていたことで知られます。

一〇一歳でお亡くなりになるまで、まさに生涯現役でスキーを楽しんでこられたわけですが、このような離れ業《わざ》をやってのけられたのは、ご自身の努力や体の丈夫さもさることながら、スキーという競技の特性によるところも大きいといえます。

スキーは膝をクッションのように柔らかく屈伸させながら滑降していくため、激しいスポーツのわりに、膝にかかる負担が少なくて済むからです。

敬三さんは、長いスキー生活のなかで数多くの骨折を経験していますが、足腰はとても丈夫で、下半身の骨を折ったことは一度もありません。それどころか、一〇〇歳のときに計測した太ももの筋力は六〇代後半、骨の強さは六〇代前半、実年齢より四〇歳も若いことがわかりました。

スポーツに激しさはつきものですが、日頃から食生活に気を配り体力づくりに取り組みつつ、体に過剰な負荷がかかるギリギリのラインでスキーを実践してこられたのだと思います。おそらくそれが百寿につながったといえるでしょう。

また、息子の雄一郎《ゆういちろう》さんも二〇一二年で七九歳、いまも現役のプロスキーヤーとして活躍され、七五歳のときにはエベレスト登頂にも成功されています。

雄一郎さんは、現役を退いていた五〇代後半から六〇代前半に「人生のテーマ」を見失い、不摂生な生活を続けられていたようですが、その後一念発起、エベレスト登頂を目標にすることで、体力づくりに励みました。

そう、エベレスト登頂が、老いた自分を若返らせるための「人生のテーマ」になったわけです。

エベレスト登頂自体は雄一郎さんのような人にしかできない芸当かもしれませんが、「人生のテーマ」を見つけ出すことができれば、年齢に関係なく若さや情熱を取り戻せる――そのことを物語っている事例といえるでしょう。

二〇一三年には世界最高齢でのエベレスト登頂を目指しているといいますから、これがいまの雄一郎さんにとって「人生のテーマ」にほかなりません。

体調管理をしっかり続けられれば、その実現も決して夢ではないでしょう。

✲座禅をすることの意外な効用

スポーツのように体を動かすことにはどうしても制約が出てきますが、老いてからもできることはほかにもたくさんあります。

趣味の世界に話を広げて、「人生のテーマ」を考えてみることにしましょう。

たとえば、二〇一二年で九四歳の中曽根康弘《なかそねやすひろ》元首相は、三〇代の頃に座禅と出会い、首相在任中も日課にされていたといいます。

座禅の効用として考えられるのは、背筋や腹横筋《ふくおうきん》、腹直筋《ふくちょくきん》、骨盤底筋《こつばんていきん》などの深部筋（インナーマッスル）が鍛えられること。これらの筋肉は下半身の安定に欠かせないため、加齢とともに衰えてくると階段がうまく上れなくなり、尿失禁や転倒などの原因になります。

先ほどのスキーもそうですが、こうした深部筋をしっかり鍛えることが、健康を維持し、長寿につながる一因になっているのです（深部筋の効果的な鍛え方については第二章で詳しく解説しています）。

また、中曽根さんは座禅の際に腹式呼吸も取り入れているようですが、リラックス効果はもちろん、横隔膜《おうかくまく》が上下することで胃や腸の活性化にもつながります。

そうです、ただ座っているだけのようでいて、じつはかなりの健康効果が得られるのです。

中曽根さんはこうした座禅を、首相在任中にも毎晩欠かさず続けていたため、公務を終えたあとに夜の赤坂に繰り出すこともほとんどなかったようです。一国の首相として日々激務をこなすなか、座禅を日課にすることが体調管理につながったことはいうまでもないでしょう。

また、「文藝春秋」（二〇一一年一一月特別号）の〝大型企画・100歳まで元気な人の秘密〟で対談させていただいた際に伺ったことですが、メンタルの安定にも大いに役立ったとか。参考までに、対談の一部を引用させていただきましょう。

白澤　（前略）先生が坐禅をするのは精神修養が目的なんですね。

中曽根　そうです。政治家という仕事は鬱屈《うっくつ》することも多いのですが、坐禅をすると精神が安定し、気分も爽快《そうかい》になりますね。

白澤　坐禅をする時はどのようなことを考えますか。

中曽根　何かを考えるというのではなく、自分の精神の安静を維持することが目的なので、そのための意識というか「心術」のようなものと心得ています。（中略）これは私の大きなよすがと言えますね。

精神修養といっても、それほど難しいことをいっているわけではありません。

要は、仕事を通じて蓄積されたストレスを解き放ち、心身をリラックスさせるということ。

そう考えれば、座禅以外にも様々な方法があることがわかりますね。この点についても、この先で考えていくことにしましょう。

✲「中曽根――小泉モデル」に学ぶ

いずれにせよ、中曽根さんが五年にわたる長期政権を築くことができたのは、心身の健康管理をしっかりと続けてこられた結果だといえます。若い政治家の皆さんは、この点はしっかりと真似《まね》するべきだと思いますが、じつは中曽根さんと同じタイプの政治家がもう一人おられます。それが、小泉《こいずみじゅんいちろう》純一郎元首相です。

小泉さんも長期政権を築いた首相の一人として知られていますが、必ずしも社交的とはいえず、首相在任中、夕食に一人でラーメンを食べに行くこともあったようです（もちろん、SPはついていたでしょうが……）。中曽根さんと同様、公務のあとに夜の赤坂に繰り出すことはほとんどなかったでしょう。

私の目には、小泉さんのこうした個人主義的なところが長期政権を築いた原動力の一つになったと映ります。何しろ、夜な夜な酒席に足を運ぶ、場合によっては何軒もはしごをする——当たり前の話ではありますが、こんな生活を続けていたら体調管理がおろそかになり、日中の公務にも差し支えてしまいます。

首相を務めた政治家のなかには、こうした日常のほうが当たり前だった人もいるようですが、体調管理を心がけ、気力を充実させたほうが、しっかりした仕事が残せたはず。もちろん、それが長期政権を築く土台の一つになりえるでしょう。

私はお二人の「成功パターン」を結びつけ、ひそかに「中曽根—小泉モデル」と呼んでいますが、これは無理をしてストイックになるということではありません。

たとえば、これまでの企業では、会社の方針や上司の命令に忠実であることが「真面目」であり「優秀」であると見なされてきました。こうした真面目で優秀な社員が日本の経済成長を支えてきたことは確かですが、その成功と引き換えに犠牲になったのが、自己の健康管理です。

体のメンテナンスや精神面のリラックスにも気を配り、心身のバランスを崩してまで周りの誘いに合わせたりはしない——個人主義に映るかもしれませんが、そうした「真面目さ」を持っているほうが仕事ははかどり、コンスタントに結果を出すことにつながるでしょう。

長期的に見た場合、そうした人のほうが優秀であるということです。

また、中曽根さんの例を挙げるまでもなく、壮年期に体のメンテナンスをしっかりと続けることは、老年期の健康長寿にもつながるはず。目の前の政権を維持するという「短期戦略」が、そのまま自分自身の健康長寿という「長期戦略」に結びつくことになるわけです。

その意味では、同じく長期政権を築いた小泉さんも長寿を得る可能性がありますが、もちろん、これは政治家のあり方にかぎった話ではありません。

会社勤めをしているサラリーマンの方も、これまでの仕事の進め方を見直し、真面目さや優秀さのとらえ方を変えてみてはどうでしょうか？

これまでの時代……組織や上司に忠実であること＝真面目・優秀
これからの時代……自分の健康管理をしっかり行うこと＝真面目・優秀

長い目で見た場合、後者の「真面目さ」を大事にしたほうが組織のためにもプラスになります。もちろん、個人にとっての長期戦略にもつながります。

詳しくは第二章で述べていきますが、これからの時代に求められるのは「心身の豊かさに結びついた成長」にほかなりません。

過度の不摂生をせず、多忙なときでも好きなことに没頭できる時間を作る——これが、「人生のテーマ」を実現させていく大事なポイントになってくるのです。

✲趣味が仕事のテーマを支えるわけ

「人生のテーマ」は、仕事に関係するものであっても、趣味に関係するものであっても、どんなものでも構いません。

ただ、これまで繰り返してきたように、長期戦略を持つようにすること。

私の経験からすれば、働いている人は、仕事に対して「自分はこうありたい」「こう変えていきたい」というテーマを持ちつつ、その仕事のテーマを支えてくれるような趣味のテーマを持つようにするといいと思います。

先ほども触れたように、多忙な毎日を送る現代人にとって「心身をリラックスさせる」ことはとても重要です。

仕事をすることが自分自身の「人生のテーマ」につながっているという人は、リラックスできる時間や趣味を持つようにすることで仕事にも好影響が及ぶようになり、長い目で見ればそれが健康長寿にもつながっていきます。

また、仕事が思うようにいかず、「人生のテーマ」と重なりにくくなったとき、新たなテーマを模索するためのヒントにもなりえます。

人によっては、転職をすることで趣味を仕事にして、それが「人生のテーマ」そのものになったケースも珍しくはないでしょう。

自分が楽しめるもの、できれば生涯にわたって趣味にできるものをいくつか用意していくことは、仕事を支える以上の意味を持ってくるかもしれません。

✻元気な高齢者を観察すると

私の場合、若い頃は研究漬けの生活を送っていましたが、いまの研究室（順天堂大学大学院・加齢制御医学講座）に移り、長寿とアンチエイジングの啓蒙《けいもう》に力を入れるようになった頃から、意識して趣味を持つようになりました。

その一つが、五〇歳のときに始めたスキーです。これは三浦敬三さんの影響で始めたものですが、いまでは毎年冬に「一〇歳若返るアンチエイジングキャンプ」と題し、スキーを存分に楽しむ雪山ツアーを開催するまでになりました。

また、楽器もいくつか演奏していますが、これもリラックスにつながる趣味の一つです。

まず、四〇歳で習い始めたのがピアノ。これは、細かな指の運動を繰り返すことで脳が刺激され、若返りがうながされます。

脳には運動に関わる神経細胞が集まった「運動野」と呼ばれる部位がありますが、これらの神経細胞の多くが口と手の指、足とつながっています。要するに、口と手の指、足をよく使うことが、脳の活性化につながっているのです。いま流行《はや》りの脳トレの一つと考えればいいでしょう。

ただ、ピアノでは手の指と足はよく動かしますが、口を使うことはありません。だからというわけではありませんが、五〇歳のときには、縁があって新たにフルートも始めました。口を使うことは呼吸をするということですから、中曽根さんの座禅と同様、横隔膜の上下運動によって、胃や腸など消化管の活性化も得られやすくなります。

いきなり楽器を始めるのは難しいという人は、カラオケなどで歌をうたうのもいいかもしれません。英会話のように語学を身につけるのもいいでしょう。

私にとってはアンチエイジングの重要性を啓蒙することが「人生のテーマ」にほかなりませんが、こうした複数の趣味が自分自身のアンチエイジングにつながることで、「人生のテーマ」がさらに豊かになっていくのが実感できます。

もちろん、スキーにもピアノにもフルートにも、それぞれに自分なりに追求したいテーマがあり、少しずつ達成されていくことが喜びにつながっています。

あくまでも私にとってのテーマですから、プロの方から見れば大したことに映らないかもしれません。でも、それが私の楽しみを支えてくれているのです。

楽しく続けられることならば何をしても構いませんが、意識してほしいのは「自分が年をとったときのことをつねにイメージする」ということ。

そのためには、元気で生き生きと暮らしている高齢者をよく観察し、これはと思ったところを真似てみるのもおすすめです。その人が人生のなかで夢中になって追いかけてきたものを知ることで、長寿につながる「人生のテーマ」とは何か、それを感じとれるようになるはずです。

✼楽しい時間を過ごすと人間は

語学の話が出ましたが、話すことはコミュニケーション能力を高め、社会とのつながりを確保するうえでもとても大事です。脳の老化を防ぐことはもちろん、気の合う仲間と楽しい時間を過ごすこと自体が、その人の生き甲斐、つまりは「人生のテーマ」にもつながります。

そうです、何か特別なことをすることだけが「人生のテーマ」というわけではないのです。

仲間と楽しい時間を過ごすという、目に見える結果が残らないようなことのなかにも、人生を充実させる要素はいくらでもあります。

結果や成果、その裏づけになる数字……そうしたものばかりを追いかけすぎないこと。それは、仕事上の短期戦略には役立つかもしれませんが、人生の長期戦略には必ずしもつながってきません。

これからの時代の真面目で優秀な人は、形にならないものも大事にし、逆にそれを仕事に活かしていくような感性を持っているはずです。人と人の出会いのなかで仕事が生まれ、つながっていくわけですから。

もちろん、これは仕事だけにかぎった話ではありません。「気の合う仲間と楽しい時間を過ごす」ということそのものが、その人にとって大きな生き甲斐であり、かけがえのない「人生のテーマ」ということでもあるのです。

そうした「人生のテーマ」を実現させていくうえでも、大事なのは長期戦略です。

利害関係抜きにずっとつきあっていける人が、いまどれくらいいるのか？　これも裏返していえば、自分が好きなことをどれだけやっているか、もっといえば「人生のテーマ」を持っているかどうかにつながってきます。

気の合う仲間や友達は、見つけようとして見つかるものではありません。恋人や生涯の伴《はん》侶《りょ》ならばなおさらです。

まずは長期戦略を持って、自分が生涯続けられる「人生のテーマ」を見つけるようにする。それが仕事のなかにあるのか、趣味のなかにあるのか、気の合う仲間たちとの交流にあるのか——自分自身の楽しい、面白いという感覚が頼りですから、これだけは人に聞いてもわかりません。

ハッキリとしたテーマが見つけられないという人は、当面は仕事のなかにテーマを見つけつつ、余暇を利用して新しいことにチャレンジするといいでしょう。

忙しくて時間がないという人もいると思いますが、そうであるとしたら、本書を参考にしながら、食事や運動などを見直すことを始めてください。

自分の体調が改善されていくということはそれ自体が喜びであり、仕事にプラスの影響を与えるのはもちろん、感性も自然と高まって、心身にゆとりが出てきます。好きなことを見つけやすい態勢が自然と整っていくことになるでしょう。

食事と運動で体調を変える→心身が安定して好きなことが見つけやすくなる

これは本書を通じて皆さんにお伝えしたい、「人生のテーマ」を見つけるための極意《ごくい》のようなものです。食事の摂り方については第五章で、効果的な運動法については第二章で取り上げていきますので、ぜひご覧になってください。

✲長寿者に共通する能力とは

気の合う仲間を作ることに加え、コミュニケーション能力を高めることそのものも、「人生のテーマ」にプラスに働きます。

そのためには、単純明快、人と話をする機会を努めて増やすようにすること。

一〇〇歳にしていまだ現役医師として活躍されている日野原重明《ひのはらしげあき》先生にしても、話しだしたら途切れることなく、話題がどんどんと出てきます。患者さんと接することもそうですが、日野原先生にとって、話をすること自体が、若々しさを維持し、元気であることの秘訣《ひけつ》になっているのです。

また、日本最初の養護学校である「しいのみ学園」を創設した昇地三郎《しょうちさぶろう》さんは、語学がとても堪能で、英語がペラペラなのはもちろん、六五歳からはハングルで日記をつけるようになり、九五歳で新たに中国語も始められました。

一〇五歳になってからも世界中を飛び回り元気に過ごされていますが、この昇地さんのモットーの一つが「手八丁口八丁足八丁」。手をよく動かし、おしゃべりをし、気の向くままいろいろなところへ足を運ぶ――これは広い意味での優れたコミュニケーション能力であるといえますが、元気なお年寄りの皆さんは、どなたもこうした能力をお持ちです。

私自身、百寿の皆さんにははるかに及びませんが、研究漬けの生活から離れ、長寿やアンチエイジングの重要性を説くようになった五〇代以降、コミュニケーションすることの喜びを強く実感するようになりました。

それまでは、一般の人にとっては難解な論文を書き、自分の研究で得た成果をかぎられた人にだけ向けて発信してきたわけですが（研究者にとってはそれが当たり前であるわけですが……）、いまの自分はその正反対のポジションにいます。

すなわち、多数のオーディエンスに向かって、自分が研究してきたアンチエイジングを実現させるためのエッセンスをわかりやすく伝えていく——こうした啓蒙活動に喜びを感じる自分と出会えたことは大きな収穫でした。

そうした使命感を持つことが、私自身の「人生のテーマ」にもつながっています。それは、人を幸せにする方法について医学的な立場から考え、世の中に向かって発信していくことによって、多くの人に生きる喜びを感じてもらうことです。

自分の考えていることを発信していきたいというコミュニケーション欲求は、よりよく生きたいという意欲の表れにほかなりません。

周囲とコミュニケーションがうまくとれていないという人は、自分が置かれている環境を見直し、変えてみるのも一つの方法です。

新しい趣味を始めることも出会いの枠《わく》を広げるきっかけになりますが、先ほどもお話ししたように、食事を変えたり運動を取り入れたりして体質改善を図ることで、自分自身をリラックスさせ、心にゆとりを持つことも大事です。

仕事に関していえば、うまくコミュニケーションがとれない状況が続いているならば転職も視野に入れるべきだと思いますが、それが難しいという場合、職場環境を変えていくだけで話がしやすい状況が整っていきます。

職場環境の改善策については、第二章で詳しくお話ししていきたいと思います。

✲「サステナビリティ」とは何か

さて、「人生のテーマ」を持つということについて多岐にわたって考えてきましたが、ここでこれまでの話を一度整理してみましょう。

「人生のテーマ」を持つことは自分の好きなことに没頭することであるといいましたが、それが一時期のものであったら、もちろん健康長寿を得られません。逆に燃え尽き症候群になって、やる気や情熱が失われてしまうかもしれません。

大事なのは、年をとってからの自分の姿をイメージしつつ、好きなテーマを生涯にわたって続けられる環境を作っていくということ。それが私のいう長期戦略の意味ですが、ここでは「継続」という意味を持つ次の二つのキーワードから考えてみましょう。

コンティニュイティ（continuity）
サステナビリティ（sustainability）

ともに継続するという意味だといいましたが、少々ニュアンスは異なっています。

コンティニュイティは、文字通り、一つのことを継続することを指します。これに対してサステナビリティは、同じ継続という意味がありますが、継続した結果得られたもの、というニュアンスがそこに込められています。

つまり、コンティニュイティによって得られたものがサステナビリティ。コンティニュイティが目的で、サステナビリティが結果といいかえてもいいでしょう。

たとえば、三浦敬三さんにとってはスキーがコンティニュイティで、そのスキーによって得られた健康長寿がサステナビリティということになります。中曽根康弘元首相の場合、座禅がコンティニュイティで、その結果、長期政権と健康長寿という二つのサステナビリティが得られました。

余談ですが、前述の「中曽根―小泉モデル」をふまえた場合、四六歳まで現役生活を続けられたプロ野球の工藤公康《くどうきみやす》投手なども長生きできる可能性が非常に高いといえます。この仮説が正しければ、工藤投手にとっては野球がコンティニュイティで、長い現役生活と健康長寿がサステナビリティということになりますね。

ここで注意してほしいのは、同じ「継続」であっても、コンティニュイティのみでは長寿というサステナビリティまでは得られないということです。たとえば工藤投手の場合、ただ好きな野球を続けていただけでは、あれほど長期にわたって現役生活を続けることはできなかったはずです。

彼の現役生活を支えていたのは、家庭を預かっていた妻の雅子《まさこ》さんです。

シーズン中も特に摂生はせず、毎晩のように飲み歩いていた二〇代の工藤投手が、肝臓を壊して選手生活の大ピンチに陥《おちい》った。そのとき雅子さんは、栄養関係の書物を山のように読破し、食生活を根本から見直すことの大切さを悟られたそうです。

実際、雅子さんの助言に従って食生活をガラリと変えた翌年（一九九一年）には、工藤投手は一六勝を挙げて見事に復活。以後もコンスタントに成績を残し続け、二九年にも及ぶ選手生活をまっとうされたのです。

✽健康長寿者が壮年期に得たもの

工藤投手は、一念発起して食生活を改善することで、結果として球界を代表する大投手として足跡を残すことができました。

これはご本人も実感されていることですが、好きな野球を続けるというコンティニュイティだけでは、肝臓を壊した段階で選手寿命が終わっていたかもしれません。

奥さんとの出会いがあり、健康のサステナビリティを意識したことで、好きな野球を続けることができ、大投手としての金字塔である二〇〇勝を達成できたのです。

先ほども述べましたが、選手時代に実践されていた食生活をこのまま続けていけば、おそらく長寿のサステナビリティも手に入れられるでしょう。

工藤投手についてはあくまでも仮説ですが、いま元気なお年寄りのなかには、無意識のうちに健康長寿のサステナビリティに適合する生き方をしていた人が少なくありません。

大事なのはこの点です。長寿者の多くは壮年期に健康長寿のサステナビリティにつながる何かをつかんでいたのです。

それは趣味であったり、人との出会いであったり、もちろん仕事に関するものであったり……いずれにしても彼らはそれを「人生のテーマ」にした。ここまでの話をふまえるならば、人生の長期戦略を手に入れたのです。

長期戦略を手に入れることで、「コンティニュイティという目的がサステナビリティという結果につながった」といってもいいかもしれません。

コンティニュイティ→ただ継続することだけを考える（短期戦略）
サステナビリティ　→その継続によって得られるものもイメージする（長期戦略）

好きなことを見つける際のヒントと考えてもいいかもしれませんが、通常コンティニュイティ（目的）の重要性ばかりが強調され、その結果得られるサステナビリティについては見落とされてしまっています。

戦後の日本社会にしても、経済大国になるという目標はあり、そのための努力は継続されましたが、その結果何が得られたでしょうか？

経済成長というコンティニュイティばかりが優先されて、サステナビリティまではほとんど問われていなかったのが現実ではないでしょうか？

逆にいえば、バブルが崩壊し低成長の時代が続くようになったことで、ようやくサステナビリティが意識されるようになった。それは、豊かさであったり、質の高さであったり、楽しさやうれしさであったり、どちらかというと数字には表れにくい内面的なものです。

個人の生き方に関しても同様でしょう。

極端な例を挙げれば、童話の「アリとキリギリス」に出てくるキリギリスのように、そのときさえ楽しければいいという生き方もあります。刹那《せつな》主義といいかえてもよいかもしれませんが、これでは将来はおぼつかないことは誰もが知っています。

しかし、そうした刹那主義ではなくても、長期戦略で見た場合、自分のしていることはどこまで「継続性」があることなのか？　もしかしたら、そうとはいえないものなのかもしれない、ただ短期戦略を繰り返しているだけなのかもしれない？　――そんな問いかけをすることで、豊かさと呼ばれるものの本質が浮かび上がってくると思うのです。

✼七〇歳以降の幸福な自分を描くと

読者の皆さんにお願いしたいことは、本書を読みながら、つねに「七〇歳以降の幸福な自分」をイメージするようにしてほしいということです。

「将来のことだから何もわからない」「不安なことのほうがずっと多い」などとあまり深刻に考えすぎるのはよくありません。それよりも、ワクワクした気分で「五年後にはこんなことをしよう」「一〇年経《た》ったらこんな生き方をしたい」と長期戦略を立ててみることです。

繰り返しになりますが、その際に大事なのがサステナビリティの発想です。

いまやっていることを継続していくことで、この先どんな結果が待っているのか？　五年先、一〇年先の自分はどこまで幸福か？　二〇年後には元気に暮らせているか？　毎日を楽しめているか？　――そうした広い視野からいまの生活を見直し、折に触れて「人生のテーマ」を考えてみるのです。

身近なパートナーや仲間と歓談しながら、ときどき肩の力を抜いて、こうした会話をしてみるのもいいかもしれません。

あなたが会社の経営者や組織のリーダーであったら、短期的な評価につながる数字や結果を大事にする一方で、そうした数字には表れない「幸せであるかどうか」を一つの尺度にして将来像をイメージするといいでしょう。

そうすれば、健康であること、体をメンテナンスしリフレッシュすること、つまりアンチエイジングの意味も、もっと実感できるようになるはず。そして、じつはそれこそが、将来の成功や組織の成長の礎《いしずえ》になることなのです。

いま日本は不況のただ中にありますから、あまり明るい未来がイメージできないという人もいるかもしれません。しかし、個人で工夫し変えていく余地はいくらでもあります。

本書を読まれることで発想を変え、成功や成長の意味を、もっと質の伴ったものに置き換えるようにしてください。真面目であるということや、優秀であるということも、もっと柔軟な発想で定義し直しましょう。

　第四章で詳しく解説していきますが、ガンに罹《かか》ることで生き方を見直し、結果として健康長寿のサステナビリティを手に入れた方も少なからずおられます。ガンは死病と思っている人には意外でしょうが、それは健康長寿を得るためのきっかけにもなりえるものです。

　ガンと共存しながら長寿を得ることも可能であり、そもそも早期発見して病巣を取り除きさえすれば済むというものではありません。

　次章では、こうした「人生のテーマ」を支えている土台の一つである長寿と仕事の関わりにスポットを当ててみたいと思います。

第二章　「人生のテーマ」としての仕事術

✲経済成長が鈍化し見直されたこと

「人生のテーマ」の一つに、「仕事にいかに取り組むか?」ということがあります。

私たちは働くことで収入を得て、生活をしているわけですから、どんなテーマを持って仕事にのぞむかは、充実した人生を送る基本の一つといっても過言ではありません。

ただ、社会全体が数字によって表される結果ばかりを求めてきたことで、一人ひとりの内面の成長は置き去りになってしまいました。

それは、企業でいえば業績であり、利潤といったものに当たるでしょう。そうした数字が積み重なることで経済は飛躍的に成長し、便利になりましたが、残念ながら幸福感を持って仕事をしている個人は、相対的に少なくなってしまった気がします。

前章では、継続することによって得られるものについて、「サステナビリティ」という言葉を使って考えてきました。

経済的な成長を日本全体が追い求めてきた時代、日々頑張るだけの継続性=コンティニュイティは求められてきましたが、その先にあるサステナビリティについて問われることはほとんどありませんでした。

サステナビリティのない生き方の典型が、いわゆる「燃え尽き症候群」です。

組織のために、会社のために身を粉《こ》にして働いた結果、心身すべてを消耗してしまい、やる気や生きる意欲すら失われてしまった——これが燃え尽きるということですが、それではいったい何のために頑張ってきたかわかりませんね。

近年では、鬱《うつ》などの精神疾患に悩まされている人も増えていますが、それはサステナビリティに目を向けてこなかった生き方の結果といえるかもしれません。いいかえれば、経済成長が行き詰まり、社会の不況が深刻化していく過程で、ようやくサステナビリティの重要性が認識されるようになってきたということです。

それは、豊かさを伴った成長であり、その豊かさは組織や集団の利益だけではなく、個人の幸福感も前提にしたもの。もちろん、そうした内面の成長、幸福感のなかには、健康長寿も含まれているでしょう。

自分自身が豊かであること、豊かであると実感できること、それは必ずしも数字になって表れるものではありません。健康にしても、診断によって数値に表れる以前のところで、日々の体調は変化します。

その体調管理をいかに賢《かしこ》く進めていくか——いま、問われてくるのはその点です。そうした個人の健康維持が仕事の質につながり、会社の業績にも結びついていくわけですから、その点を軽視してしまっては組織の永続も難しいでしょう。

健康診断の数値が正常であっても、どことなく具合が悪く、やる気が出ない、わけもなく不安になったり、つらくなったりする――こうした心身の不安定をケアできなければ、この先、会社も業績を上げていくことは叶《かな》いません。

この章では、こうした新しい成長のモデルについて検討しつつ、仕事と「人生のテーマ」の関わりについて考えてみたいと思います。

✲組織のなかで元気に働くために

元気なお年寄りの皆さんと出会い、その生き方を伺っていくと、どの方もとても個性的で、わが道をゆくタイプであることがわかります。百寿者の方はもちろん、八〇代、九〇代の方も同様です。

こういってしまうと身も蓋《ふた》もありませんが、基本的には組織という枠のなかに収まりきるような方はあまりいないのが現実です。人生のどこかで大きな転機があり、そこでテーマを見つけることで自分らしい生き方を手に入れた――そうしたパターンがとても多いのです。あるいは、何らかの組織に属していたとしてもどこか気ままに生きている、自由闊達《かったつ》に活動している様子の人が多く見受けられます。

これはいいかえると、会社のような組織には、個人の健康をむしばんでしまう要素が少なからずあるということです。組織の一員として頑張れば頑張るほど、その要素が大きくなるといっていいかもしれません。

一つの組織に属している以上、個人の健康が多少犠牲になってしまうのは仕方がない——そういう声が聞こえてきそうですが、先ほどお話ししたように、そうやって個人が病んでいってしまえば、組織の活力も失われてしまいます。

それでは、組織の成長モデルが成り立たなくなり、組織そのものが立ち行かなくなってしまうでしょう。いま、日本の企業の多くが、そうした組織と個人のジレンマのなかにあります。

そうした行き詰まった現状を切り開いていくには、仕事に対する考え方、価値観そのものを見直していく必要が出てきます。

これまでの組織では、体調管理云々《うんぬん》を声高《こわだか》にいうことは個人のエゴのように思われてきましたが、さにあらず。社員の体調を管理し、能力をしっかり発揮できる状態にすることこそが、いま企業で最も求められているのです。

では、会社組織のなかで、どのような形で体調管理を図っていくか？　自己の能力をより発揮しやすい状態に整えていくか？　食事については第五章でお伝えしていきますので、この章ではそれ以外の注意点に主眼を置き、次の五点に絞って考えていくことにしましょう。

主に運動、体を動かすということがテーマになってくると思います。

一　通勤ルートを見直すなどして歩く時間を増やす
二　仕事の流れのなかに運動を取り込む
三　無理に体を鍛えず、自分を取り戻す息抜きの時間を作る
四　健康診断の結果に頼りすぎない
五　理屈ばかりでなく感性を大事にし、女性の声に耳を傾ける

大事なのは、職場の環境を自分にとって快適な状態に変えていくこと。その延長線上に、あなた自身の「人生のテーマ」が重なってくるはずです。

✻フィットネスジムは役に立たない

体調管理というと、フィットネスジムに通って体を動かしているという人がいるかもしれませんが、じつは日本のフィットネス人口は思ったほど多くはありません。

経済産業省が二〇〇五年に行った調査（特定サービス産業実態調査）によると、この年の個人の会員数は三八五万人ほど。日本の全人口、一億二七〇〇万人と比較すると約三パーセント、つまりフィットネスジムに通っているのは一〇〇人のうち三人程度という計算です。

熱心に通っている人の数ということでいえばもっと少ないでしょうが、こうした人は、いちいち医者にいわれなくとも忙しい時間をやりくりしてジムに通っているわけですから、それだけ健康意識は高いといえます。

正直なところ、このようなタイプの人が私の診察を受けに来られることはほとんどありません。私がアドバイスすることもあまりないでしょう。

逆にいえば、フィットネスジムに通っていない大部分の人は、健康に対する努力をほとんどしていない可能性があるということです。

私の診察を受けに来られるのは、基本的にはメタボリックシンドロームや生活習慣病に罹った人たちが中心ですが、こうした人に「フィットネスジムに通って運動しなさい」といっても仕方がありません。それができなかったからこそ病気に罹ってしまったわけですから。

このままではまずいと思っていても、もともとそういう気持ちがなかった以上、なかなか実行は難しいかもしれません。つまり、全国各地にいくら立派なジムがあったとしても、それ自体は、メタボや生活習慣病の人にとって、役に立っていないということです。

では、どのように体調管理のアドバイスをすればいいのでしょうか？

私の場合、あまり症状がひどい患者さんには、そうした付け焼き刃《つけやば》の「すすめても実行してもらえない」アドバイスはせず、単刀直入に「いまの仕事をやめないと病気は治りませんよ」ということにしています。

こうした人のほとんどは、じつは仕事が病気の原因です。すると、仕事の内容を変える、つまり転職することが治癒《ちゆ》に結びつく近道ということになります。

仕事を一時的に休んで療養しなければならないケースもありますが、その場合でも復帰後に同じ職場に戻ってしまっては、遠からずまた症状が現れるでしょう。病院通いを繰り返していくうちに、どんどん悪化していくことになるはずです。

そうした状況から抜け出すためには、先ほどもお話ししたように、仕事に対する考え方、価値観そのものを見直すしかありません。

病気になったことを人生を見つめ直す機会としてとらえる——そうです、新たに「人生のテーマ」を見つけるチャンスに変えるべきなのです。健康長寿のサステナビリティは「ピンチをチャンスに変える」ことで獲得できるものなのです。

✲仕事のやり方を見直すと体調は

「病気を治すには会社を変えたほうがいい」——少々極端なところから話を始めてしまいましたが、忙しさにかまけて日頃からほとんど運動をしていないという人は、メタボや生活習慣病の予備軍であることに変わりはありません。

　いきなり転職することを考えたりする必要はありませんが、このまま食事も運動もおざなりにした生活を続けていたら、何年か先に体調を維持できなくなり、私が診察しなくてはならないことになるかもしれません。

　そうなってから慌てて生き方を変えるのではなく、まだ元気に働けているうちから仕事のやり方を見直していきませんか？　そして、気づいたことから改善していく。同じ職場にいながらいかに仕事の質を変えられるか、この点について考えていくべきなのです。

　意外に思われるかもしれませんが、まずは家庭を預かっている主婦の日常を例にとって考えてみましょう。

　彼女たちにとっては、食事を作るということが一つの仕事になります。そして、ここで問題にしたいのは「どこに買い物に行くか」ということです。

　私の診察は少々変わっていて、こうした女性が私の診察を受けに来られた場合、まず「どこの町に住んでいて、そこにはどんなスーパーや食料品店があるのか？」ということを伺います。

　そのうえで、どの店にどのくらいのペースで買い物に行っているか、スーパーだったらどの売り場でどんなものを買っているのか？　――こんな質問をしていくことで、その人の体調を悪化させていった問題点を少しずつ浮かび上がらせていきます。

たとえば、まとめ買いをしている人には、毎日買い物に行くことをすすめます。その日に食べる材料をその日に買う習慣をつければ、インスタント食品や冷凍食品などを買う回数が減り、新鮮な野菜や果物を買う機会が増えてくるからです。

食材が変わってくれば、当然、作る料理の内容も違ってきますね。難しいことをいわなくても、食事に対する意識も変わっていくでしょう。

仕事を変えるというと何か大げさなことのように思われるかもしれませんが、彼女たちにとっては、買い物のルートを変え、行きつけのスーパーや売り場を変えることが、「仕事を変える」ということなのです。

同じ環境で暮らしながら、その内容が変わっていくことがわかりますね。こうした日常のなかのちょっとした工夫で生き方は変えることができ、それが健康管理につながっていくことになるはずです。

✲階段が多い通勤ルートを選ぶと

では、毎日通勤しているサラリーマンの場合はどのように考えればいいでしょうか。彼らの場合、毎日買い物に行くことはできませんが、通勤ルートをうまく工夫することで運動する時間を増やし、その質を高めることができます。

まず、毎日どんなルートを使って会社まで通勤しているか？ 会社勤めの人はこの点を考えてみてください。

ルートはたった一つだけでしょうか？ 同じ電車通勤でも路線を変えることはできませんか？ いくつかあるという場合、階段を上り下りする回数が多いほうのルートを選ぶようにする——私がおすすめするのはたったこれだけです。

都内に住んでいる人の場合、いくつかの地下鉄を乗り換えるルートにすると、朝の通勤時間に相当量の運動が可能になります。毎日続くことを考えれば、階段の上り下りが増えるだけでも、かなり健康増進に役立ちます。健康長寿のサステナビリティがアップしていくのです。

繰り返しますが、ポイントになるのは階段の上り下りです。

毎日一定時間ウオーキングすることが健康の秘訣であることはよく知られていますが、これに階段の上り下りが加わると、太ももの裏側やおしりの筋肉などにも負荷がかかることになり、運動効果がさらに高まります。

近年では、階段や坂道を歩く健康法は「スローピング」と呼ばれ、ウオーキングの二〜三倍の運動効果が得られることがわかってきました。フィットネスジムに通うのが面倒だという人でも、こうやって通勤ルートを変えることくらいならばできるでしょう。

あまり神経質になる必要はありませんが、通勤中の階段の上り下りを基本にしつつ、次の点も心がけるようにしてください。

①エスカレーター、エレベーター、動く歩道はなるべく使わない
②車やタクシーよりも公共の電車やバスを利用する
③あまり急いでいない場合は、一駅歩いたり、電車の乗り継ぎを増やす

ほかにも工夫の仕方はあると思いますが、デスクワークが中心という人は、こうしたこまめな心がけが特に必要になります。少しだけ頭を使って、無理なく運動ができる機会を増やすようにしてください。

✲万歩計をすすめる本当の理由

日常のなかで無理なく運動をするうえでもう一つおすすめしたいのは、「万歩計をつけて一日に歩いた量を記録する」ということです。通常、万歩計をつけるというと、「一日一万歩」を目標にするケースが多いと思いますが、ここで大事なのは「記録する」ということです。

できれば二週間ほど、毎日どれくらい歩いているかを記録してみてください。たくさん歩くことを心がけたりせず、日常的にどのくらい自分が歩いているかを、まず万歩計で把握します。

この段階で「あまり歩いていないな」と感じる人も少なくないと思いますが、一～二週間ほど記録をつけていくと、多少はバラつきが出てくるでしょう。たとえば、同じ平日でもほかの日に比べて歩行量が多い日が見つかるかもしれません。

その日にどんな仕事をしたかを思い出してみてください。ある時間帯に、いつもと違った内容の仕事をしていたかもしれません。

だとしたら、その機会をもっと増やせないか考え、可能ならば仕事の内容をそちらにシフトする。四八ページの二の「仕事の流れのなかに運動を取り込む」ということにつながってくることですが、デスクワークが多い人でも、数字にしてみると意外とバラつきがあるはずです。それを見きわめて動く時間を作るのです。

もちろん、歩行する量そのものが圧倒的に少ない人、なかには「通勤時間以外ほとんど歩いていない」という人もいることでしょう。「一日一万歩」を実行するには正味一時間半はかかってしまいますから、そうした人にとってなかなか現実的とはいえませんが、目標をぐっと下げて「一日五〇〇〇歩」ならばどうでしょうか？

歩幅を七〇センチとした場合、三五〇メートルくらいに当たります。時間にすると三～五分程度でしょうか？　そのくらいなら歩けるという人は、一〇〇〇〇歩を目指してください。こちらは、一〇分くらい歩くことになります。

まとまった時間を作って歩くのではなく、トータルで一日一〇〇〇〇歩ならば、通勤だけでも十分に歩いていると思います。だとしたら現実的な目標として設定しやすいでしょう。前項でお伝えした通勤ルートを見直すなどして、そのうえでもう一度記録をつけ直してみれば、もう少し目標値を高くできるかもしれません。

どのくらい歩行量を増やせるか？　そうした発想で日常を見直すだけでも、いろいろなアイデアが浮かんでくるはず。そして、それが運動の第一歩になるのです。

✲座っているときの姿勢が最も大事

四八ページの二の「仕事の流れのなかに運動を取り込む」という点については、歩くということ以外にも、まだまだ考えてほしいことがあります。ここでは、職場で働いているシチュエーションのなかで無理なく取り入れられる運動について考えてみることにしましょう。

仕事中に最も大事にしてほしいのは、何よりも「座っているときの姿勢」です。

デスクワークが多い人は特に気をつけてほしいと思いますが、パソコンに向かって前かがみの姿勢を続けていると背骨で頭を支えることが難しくなり、体のあちこちの関節に余計な力が入ってしまいます。

これが、肩こりや腰痛の原因になることは想像できるでしょう。よい姿勢のときは背骨がS字状にカーブしており、背骨を支えている骨盤が重心線（重力の線）にまっすぐ乗っていますが、この状態なら体に無理な負荷がかからず、立ち居振る舞いが楽にできます。

逆に悪い姿勢のときは骨盤が重心線から外れてしまっています。だから、肩こりや腰痛がある人は、まずこの状態から抜け出すことを考えなくてはなりません。

こうした悪い姿勢から抜け出すために私がおすすめしているのは、バランスボールの上に座る簡単な運動です。

バランスボールとは、もともとリハビリテーションのために用いられていたもので、ゴムでできた直径五〇センチほどのものが市販されています。運動といっても、要するにこのボールに座るだけでいいのです。

実際にやってみるとわかりますが、ただ座るだけで体が自然にバランスをとることになり、それだけで背筋が伸びた正しい姿勢を作ることができます。

図表1　バランスボールで簡単トレーニング

ただ座るだけで体の深部筋（インナーマッスル）が鍛えられるバランスボール。オフィスで使用しにくい場合、直径20センチ程度の小さなボールも市販されているので、こちらをイスの上に置いて座るのもよいでしょう。

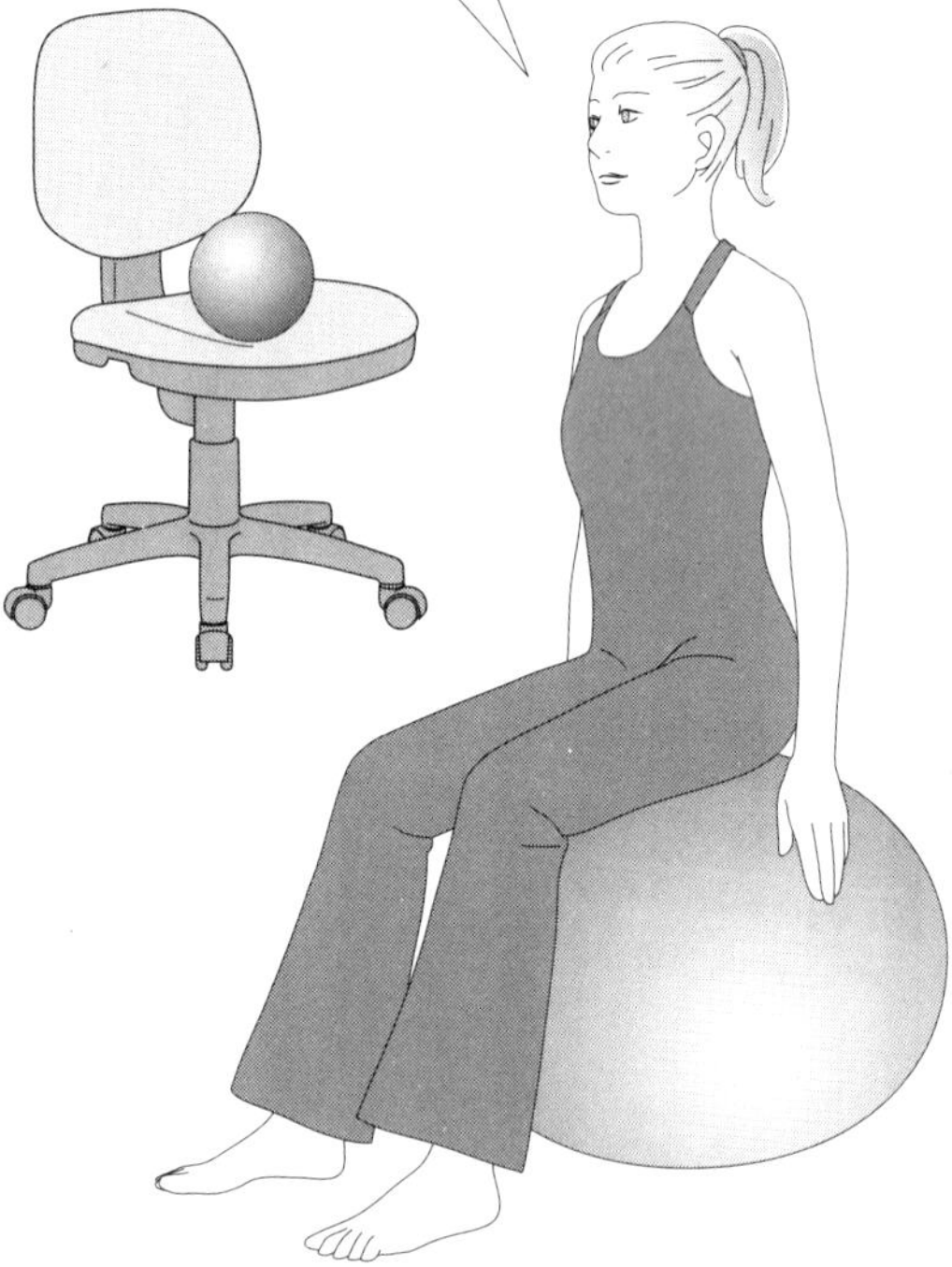

また、第一章で紹介した座禅と同様、普段鍛えることができない深部筋（インナーマッスル）も効果的に刺激できるでしょう。ボールに座るだけですから、座禅や瞑想よりもさらに簡単なインナーマッスルの活性法といえるかもしれません。

大きなサイズのバランスボールに座るのが一般的ですが、職場で使うのは少々抵抗があるという人は、直径二〇センチ程度の小さなボールを使うようにしてください。こちらは一〇〇〇円程度と安価で、スポーツ用品を扱っている店で手軽に購入することができます。

この小さなボールをイスの上に置いて座るようにすれば、それだけで十分によい姿勢がキープでき、長時間のデスクワークでも疲れにくくなるでしょう。

なお、大きなバランスボールについても運動効果は抜群なので、職場で使えない人は、自宅で座る習慣をつけることもおすすめします。テレビを見ながらでもできる運動なので、気楽な気持ちでトライしてみてください。

✤激しく動くだけが運動ではない

ただ座るだけでいいというと、読者の皆さんのなかには、「その程度では運動不足は解消できない」と感じる人もいるでしょう。

しかし、それだけでも十分に運動効果はあるのです。

誤解している人も多いと思うのですが、運動とは、重いものを持ち上げたり、走ったり、球を投げたり、そうした動作ばかりを指すわけではありません。

スポーツ競技ではそうした動きが求められますが、日常のなかで運動と呼べるものの九八パーセントは、「座る」「立つ」「歩く」「階段や坂道を上る」「食べる」「呼吸する」といった、ごく当たり前の動作に集約することができます。

ウエイトトレーニングで筋肉を鍛えても、日常ではほとんど使い道がありません。それよりも大事なのが、これまで繰り返し登場してきた体の見えないところにある深部筋、インナーマッスルの強化なのです。

このインナーマッスルは、日常の動きのなかで鍛えることのできる筋肉です。立ち居振る舞いを意識し、よい姿勢でいることを心がけるほうが、インナーマッスルは刺激されます。

先ほどのバランスボールでよい姿勢を保つことが感覚的に理解できたら、ボールに座っていないときもその姿勢を意識するようにしてみてください。

よい姿勢を保つというと、つらく面倒なことのように思えるかもしれませんが、一度コツをつかむと、そのほうが快適であることがわかります。つらいという感覚があるうちは、まだそのコツがつかめていないということなのです。

私の場合、ただバランスボールに座るだけでなく、インナーマッスルを鍛える運動の一環として「ピラティス」も実践しています。

ピラティスは戦時中の負傷兵のリハビリのために考案されたエクササイズで、呼吸法をうまく活用しながら、主に体幹部のインナーマッスルを刺激することを目的にしています。いま人気のコアトレーニングの一つだと考えればいいでしょう。

体の胴体部（コア）に当たる体幹が効果的に鍛えられる方法でありながら、筋力をアップさせることを目的にしたウエイトトレーニングよりも動きはずっとゆるやかで、運動不足の人や女性でも手軽に実践することができます。

ピラティスの教室のなかには、バランスボールを使ったエクササイズを取り入れているところもありますから、ときどき通って指導をしてもらうのもおすすめです。

私自身、二週間に一回程度ピラティスの教室に通って動きを再確認し、イスに座っているときや階段の上り下りのときなど、日常の様々な場面で、「体のどこのインナーマッスルを使っているか？」、この点をつねに意識するようにしています。

時間を作って運動をするというものではなく、あくまで日常のなかで「意識すること」がポイントですから、まったく負担になりません。長い目で見た場合、こうしたなにげない運動が体の老化を防いでくれるのです。

✲座っているだけでメタボも解消

インナーマッスルを鍛えることは、じつはメタボ対策としても効果があります。おなかがぽっこりと突き出たメタボの人は、こうしたインナーマッスルが弱いため、腹部を締める力が出せない傾向にあるからです。

たとえば、私の外来にやってこられたウェブデザイナー（三二歳・男性）の腹部をＣＴスキャンで撮影したところ、おなか周りのインナーマッスル（腹横筋、腹直筋、腸腰筋《ちょうようきん》、背筋など）がとても薄く、突き出たおなかの脂肪を引き締める力がない、典型的なメタボ体型であることがわかりました。

そこで、オフィスでの仕事中にバランスボールに座るように指示した結果、三ヵ月後には、ＣＴスキャン画像に表示される内臓脂肪の面積が二〇四平方センチから一〇〇平方センチへと、半分以下にまでダウン！　さらに三ヵ月続けると六八平方センチにまで減り、別人と思えるくらいにおなかの周りがスッキリ、体重も一〇キロほど減少しました。

驚かれるかもしれませんが、バランスボールに座って姿勢をよくするだけでもインナーマッスルは十分に鍛えられ、劇的な変化が得られるのです。

私自身、海外出張の前後にＣＴスキャンで撮影したところ、内臓脂肪はあまり変わりませんでしたが、皮下脂肪が四一平方センチから七三平方センチまで増加してしまったことがありました。きっと学会の懇親会などでビールやパスタをたくさん食べたことと、帰国後の運動不足が重なったことが原因だったのでしょう。

出張前後の体重の増加は〇・七キロほどとわずかだったにもかかわらず、食事や生活習慣の乱れによって、皮下脂肪はいとも簡単に増えてしまったのです。

その後しっかりと体幹を鍛え、食事をコントロールするように心がけることで、五一平方センチまで皮下脂肪を減らすことができました。

多少不摂生することがあっても、こうした調整法がわかっていれば安心です。カロリー制限で食べすぎをセーブするのと同様、体を動かすことに普段より少し意識を向けるようにすれば、スムーズにもとの状態に戻ることができます。

ここでお伝えしてきたようなインナーマッスルを鍛える方法を実践するだけで、メタボは案外と簡単に改善することができるのです。

✻リラックスできる運動に効果が

ここまでの話と重なってきますが、四八ページの三の「無理に体を鍛えない」という点についてもう少し考えてみることにしましょう。

フィットネス人口が意外と少ないといっても、ウエイトトレーニングやジョギングなどを日課にしている人は少なからずいると思います。

しかし、ウエイトトレーニングをやって体格がよくなることと健康であるということは、必ずしもイコールではありません。こうしたトレーニングによって、日常は使わない筋肉が不自然な形で太くなり、体のバランスが悪くなることがあるからです。

ジョギングについても、あまり心拍数が上がりすぎるようだと、かえって体に無用な負荷がかかり、老化の原因につながります。また、第一章でお話ししたように膝を痛めるリスクも高まるので、注意が必要です。

心拍数については、アメリカのスポーツトレーナー、フィリップ・マフェトン博士が考案した、次のような簡単な計算法があります。

一八〇－年齢＝その年齢に最適な心拍数

もしあなたが五〇歳であれば、心拍数が一三〇になる運動が効果的であるということです。運動不足の人や体調が悪い人は、ここからさらに五を引いて、一二五くらいの心拍数を目標にするといいでしょう。

心拍数の計り方については、脈拍を一五秒間計って四倍すれば簡単にわかります。安静時の脈拍をあらかじめ調べておけば、運動をする際の目安になるはずです。

とはいえ、こうした運動を無理にやるよりも、日頃の緊張をほぐす「息抜きの時間」を持つことのほうがアンチエイジングには重要です。

ここで取り上げたピラティスやヨガ、太極拳などをゆったりリラックスした気持ちで続けるようにし、インナーマッスルを強化する。あとは歩いたり、階段を上り下りしたりする時間を確保していけば十分でしょう。そのほうが本書でいう長期戦略につながり、健康長寿が確保しやすくなるはずです。

なにしろ、仮にメタボの人がフィットネスジムで一～二時間頑張ったとしても、それ以外の時間のほうが圧倒的に多いのですから。

あまり頑張らなくても運動効果は十分に持続していきます。

起きている時間帯はつねに運動につなげることができるわけですから、先ほどの男性のような変化も夢ではないのです。

運動は肩ひじを張らず、気楽に行う――これをモットーにして、「気がついたら自然にやれていた」という感じで続けてください。

✿予防医学が広まらない理由

運動に関する話はこれくらいにして、四八ページの四の「健康診断の結果に頼りすぎない」という点についても考えてみたいと思います。

会社に勤めていると半年か一年に一度、健康診断を受けることになると思いますが、こうした健診で初めて自分の健康状態を把握するという人もいるでしょう。

もちろん、それは望ましいことではありません。裏を返していえば、それだけ健康への意識が低いということだからです。こうした意識のままでは体調管理もままならず、気づいたときには病気がかなり進行していたというケースも少なからず出てくるはずです。

もう一つ気をつけたいのは、健康診断の結果がそのまま病院での診療につながっていくという点です。

健診の結果ももちろん参考にすべきですが、病院に行ったところで体調管理がうまくなるわけでも、体質改善ができるわけでもありません。むしろ、そうした体のケアを脇《わき》に置いたまま、とりあえずの応急処置（対症療法）をしてもらうところが病院なのです。

たとえば、ガン検診では「早期発見・早期治療」がすすめられていますが、これにしても検診のあとに治療がついてくる仕組みになっています。

すべてが治療医学のなかに組み込まれたもので、残念ながらそこでは、「予防」が前面に来ることはありません。

当たり前の話ですが、病気にならないように心身をケアし、体調を管理していく意識が高まってくれれば、それで十分に元気に過ごすことができ、健康診断の結果に右往左往することもなくなっていきます。

そうした取り組みをしたうえで検診があるのならわかりますが、その点を曖昧《あいまい》にしたまま検査ばかりをすすめているのが現状でしょう。詳しくは次章でお話ししていきますが、これは現代医療が国の定めた保険点数をもとに診療報酬を得て、経営を成り立たせているからです。

予防医学のように点数がつかないものに力を入れても、多くの場合、病院の経営にプラスにはなりません。そして、皆さんがもっと健康を重視し、病気を未然に防げるようになっていけば、そもそも医者という商売は成り立たなくなります。

なにやら矛盾《むじゅん》したおかしな話ではありますが、医者にとっては、患者さんがあまり健康になってもらっても困る面があるわけです。健康について詳しくなられては出る幕がなくなりますから、予防医学を啓蒙することも少ないのです。

悲しいことですが、読者の皆さんはこうした現実をよく理解し、ほかならぬ自分自身のために健康意識を高める努力をすることです。

病気を作っている原因はすべて病院の外にあるのです。にもかかわらず、病気は病院で診てもらうもの、治してもらうものだと思ってはいませんか?

こうした感覚を持ち続けているかぎり、自分自身の将来の健康はおぼつかないはず。健康診断を真面目に受けていようが、そこでの数値が正常値であろうが、それはあなたの将来を保証してくれるものではないのです。

これでは、長期戦略を立てることができません。健康長寿のサステナビリティはいつまで経っても確立されないことに気づくべきでしょう。

✼一〇〇歳で元気な人と病院の関係

繰り返しますが、病気を作っている原因はすべて病院の外にあります。

そして現在は、家庭の主婦やレストランのシェフやフィットネスジムのインストラクターなどが、病院の外で、本来は医者がすべき仕事を代行してくれているわけです。

とはいえ、彼らは基本的に予防医学の専門家ではありませんから、一〇〇パーセント頼りきるわけにはいきません。

結局のところ、自分自身で知識を得て、自己責任で自らの体を守っていかなくてはならないのが現実でしょう。

本書でお伝えしてきたことは、数多くの元気な長寿者を調査し、アンチエイジング医療について研究してきた私が見出してきた、医学的にも信頼できる「生きた知恵」にほかなりません。健康診断をする前の段階で必要になってくるもの、つまり予防医学につながってくるエッセンスだと考えてもいいでしょう。

仕事に追われるような多忙な毎日のなかで、どうやって体調を管理し、健康増進を図っていけばいいのか？ これまでの私の話をふまえるならば、おおよそ次の三点を意識すればいいことがわかってくると思います。

①薬よりも食事を重視する

②特別な運動ではなく日常のなかの動きや姿勢を重視する

③病院では教えてもらえない様々な「生きた知恵」を身につける

詳しくは次章でお話ししますが、一〇〇歳で元気な人は若い頃から病院にほとんど通っていません。年を経るごとに病院通いが増えてくる人は、病院を信頼しすぎることで自分の健康状態を低下させていった面もあるのです。

「生きた知恵」を身につけていればもっと元気に過ごせたはずなのに、もっと好きなことができたはずなのに、もったいないと思いませんか？

世界一の長寿者として名前を残したフランスのジャンヌ・カルマンさんは、一九九七年に一二二歳で大往生されましたが、生前、いみじくも「健康の秘訣は病気にならないこと」と語っていたそうです。

これはいいかえれば、「いかに病院に行かないで済むようにするか」ということでもあるでしょう。仕事でしっかり結果を残したいと考えている人は、この発想で体調管理に努め、日常を過ごしていくべきなのです。

✤女性のほうが健康に関心が高い？

四八ページの五点のうちの最後、「女性の声に耳を傾ける」については、説明を加えないとわかりにくいかもしれません。

これまで医師として多くの人に接してきましたが、一つの傾向として、女性のほうが健康に関心を持っている人が多く、私の本を読まれたときも呑み込みが早く、すぐに実行に結びつける柔軟さがあります。

特に家庭の主婦の場合、食事を作るという自らの健康に結びつくことを毎日行っているわけですから、こうした関心の高さもうなずける気がしますが、彼女たちには彼女たちの悩みがあるようです。

私がよく耳にするのは、「せっかく食事や運動のことを勉強しても、夫があまり協力してくれない」ということ。体にいいことをすすめても、逆にけむたがられたり、拒絶されたりすることもあるといいますが、その理由は決して難しいものではありません。男性と女性はもともと持っている気質が違うからなのです。

どういうことでしょうか。感覚的、感情的に行動することが多い女性に対して、男性の多くはもっと論理的で、悪くいえば理屈っぽいところがある。そのため、感覚的に行動している女性のいうことが信用できず、素直に耳を傾けないところがあるのです。

どちらが悪いというものでもありませんが、体調管理をしっかりし、健康増進を図ったほうがいいことは、これまでお話ししてきた通りです。もしあなたが男性で、「妻のいうことを素直に聞けない」という感情を持っているのならば、私の本でまずしっかりロジックを身につけ、頭で納得したうえで、できることを実践していくのもいいでしょう。

男性の場合、ヘビースモーカーがきっぱりと禁煙してしまうことがあるように、自分自身が納得できさえすれば、ガラッと生き方を変える面もあります。聞く耳を持っていないわけではなく、男性には男性のチャンネルがあって、そのチャンネルを通して情報を収集し、吟《ぎん》味《み》しているのです。

「自分のパートナーの体質を何とか変えたい」と思っている女性のほうは、男性は自分とはチャンネルが違うということをまず知るべきでしょう。理想をいえば、自分が前面に出ないようにさりげなく情報を伝え、本人が自分で気づいたという形にして、よい方向に導いてあげることです。

そのためには、「上から目線」はよくありません。逆に困ったことを相談するくらいの形で話を持ちかけたほうがいいでしょう。つまり、説得の仕方を少し変えてみればいいのです。

✿女性の手のひらに乗ってみると

いまお話ししたことは、世の女性たちに向けての私なりのアドバイスですが、男性に対してもぜひ見直していただきたいことがあります。男性は、もっと頭を柔らかくして、素直になってみませんか？

ロジック（理屈）を前面に押し出したりせず、あえて女性の手のひらに乗ってコントロールされてしまうのも悪いことではありません。いちばんいい例が、前章で取り上げたプロ野球の工藤公康投手です。

彼は妻の雅子さんの言葉をすべて受け入れ、いってみれば手のひらに乗ってしまったことで、体調不良を克服し、大投手の道を歩んできました。

肝臓を壊して復帰もままならないという時期、奥さんにすすめられるまま、いろいろな健康食品を文句もいわずに摂ったそうです。よくなりたい一心だったからだともいえますが、こうした試行錯誤《しこうさくご》を通じて少しずつ食事スタイルが整っていき、彼自身、体調管理が容易になっていったわけです。

肩の力を抜いて、彼のように「ウチの母ちゃんはすごい！」といえるくらいの度量があったほうが、人として成長していけるのではないでしょうか。

もちろんこれは、男女の関係のみならず、人生全般についてもいえることでしょう。

長寿者の皆さんとお会いしていてつねに感じることなのですが、どなたも自分のスタイルはしっかり持っていながら、人の話には素直に耳を傾けられます。好奇心旺盛で、面白そうなことにはチャレンジしてみようという感性もあります。

たとえば、前章でも紹介した日野原重明先生は、自らが企画・原案に携わったミュージカル「葉っぱのフレディ―いのちの旅」のニューヨーク公演に挑戦されたり、小学生を相手にした「いのちの授業」を定期的に行ったり、一〇〇歳を超えて好きなことに没頭する毎日を送っています。

最近では、ｉＰａｄにもトライし始めたとか。頭がとても柔らかで、あまり意固地になったりすることがないので、新しいことがひらめいては、それを次々に実行していきます。

日野原先生のような自由人にすぐにはなれないかもしれませんが、心を柔軟にすれば様々な可能性が開けてくることは想像できますね。運動によって体を柔軟にしていくことも大事ですが、それと同時に心ももっと柔軟にしていきませんか？

人間の心のかたちは、長年の生き方、感じ方が反映されたものなので、そう簡単に変えられないところもあると思いますが、「こういうこともあるかもしれない」「これくらいならできるかもしれない」と、発想を少しずつ柔らかくしてみてください。

少しだけゆるめてみるのです。それで何が変化するか感じてみる――それくらいのことならばすぐにでも実行していけるはずです。

発想が柔軟になれば、その分、やりたいことも増えてきます。これまで思いつかなかったような「人生のテーマ」が新たに見つかるかもしれません。

✲社員食堂と会社の未来の関係

この章の最後に、働く人の健康を維持・向上させるために、国や企業に望むことについて考えてみたいと思います。

ここまでお話ししてきたように、いまの日本には、個人が健康を増進させ、病気にならずに生きていくための体制が十分に整ってはいません。

社会はコンティニュイティ（継続）ばかりを求めますが、そこに健康のサステナビリティにつながるものも用意できなければ、本当の意味での繁栄はない——その点を国や企業の中枢《ちゅうすう》にいる人に理解してほしいのです。

現実問題、コンディションを保つための食事を摂ろうと考えると、店を一つ探すのにも苦労してしまいます。スーパーマーケットでも、お菓子や清涼飲料水などのジャンクフードが棚を占拠し、質のいい食材、調味料が十分に入ってくる余地がありません。

オーガニック食材（有機栽培や無農薬・低農薬栽培などで作られた野菜や果物）は、名前だけは一般的に知られるようになりましたが、スーパーに並んでいる野菜の一・五〜一・七パーセントほどしかないといわれています。

できればこうした割合を少しずつ増やしていき、「スーパーに行ったら三割くらいは質のいいヘルシーな食材が手に入る」という状況に変えていきたいものです。実際、健康意識が高いドイツでは、それに近い状況にあるようです。

もちろん、そうしたヘルシーな食材を使った自然食系のレストランも、選ぶのに困るくらいに増えてほしいと願っています（私自身、そうしたレストランのプロデュースを手がけることも考えています)。

既成の飲食店を否定しているのではなく、ヘルシーな生き方を望む人のニーズも満たせるように、もっと選択肢が増えてほしいということです。

最近では、企業のなかにもヘルシー志向の社員食堂を運営するところが増えてきました。ベストセラーのレシピ本を出した医療機器メーカーの「タニタ」の社員食堂がよく知られていますが、同じようなコンセプトで社員の健康管理を積極的に進めている企業もずいぶん耳にします。

私自身も取材を受けた「週刊ダイヤモンド」(二〇一一年一二月三一日・二〇一二年一月七日新年合併特大号)の〝「超」健康術〟という特集では、ロート製薬、デサント、丸紅、資生堂、エーザイ、東京ガスなどの社員食堂のメニューが紹介されていました。

たとえばロート製薬では、薬膳《やくぜん》を取り入れたメニューを食べることができます。薬膳といっても、漢方の生薬《しょうやく》などはあまり使わず、スーパーでも手に入る食材を使った家庭薬膳をコンセプトにしているそうです。

また、商社である丸紅では、夜の宴席が多い商社マンの仕事に配慮して、海藻やキノコ、雑穀《ざっこく》などを多く使った低カロリーメニューを中心にしているとか。

ベンチャー企業のGMOインターネットグループでは、社内アンケートで「社員食堂が欲しい」という回答が非常に多かったことから、二〇一一年夏にアンチエイジング医の根来秀《ねごろひで》行《ゆき》氏監修のもと、社員食堂のオープンに踏み切ったといいます。

企業全体から見ればまだほんの一部かもしれませんが、こうした食堂で食べられる会社というのは、それだけで健康長寿のサステナビリティを満たしていることになります。その意味で将来性も非常に有望といえるでしょう。

また、こうした会社には、はつらつとして仕事を「人生のテーマ」に据える社員も増えるので、会社にとっては大きな活力になるはずです。

✲シンガポールの医療システムは

またこれからの時代、こうした食のインフラを整備するのと同時に、経営者の皆さん自身の健康管理が求められてきます。

実際、中小企業の経営者のなかには健康意識が高い人が少なからずおられますが、それは自分自身の健康が会社の命運を握っていることが多いからです。自分が病気になることで会社の業績が悪化することもありうる以上、そうした方は私の話にも真剣に耳を傾けます。

健康を維持するために、良質の食材やサプリメントを取り入れ、アンチエイジングセミナーなどにも積極的に参加する――そうしたことにお金を投じるのも、彼らにとっては将来のための大事な投資であるわけです。

もっといえば、会社の一〇年後が明るいかどうかは、アップルの創業者スティーブ・ジョブズ氏を例に挙げるまでもなく、「社長がガンに罹るかどうか」で大きく変わってきますね。だとしたら、私が提唱している予防医学やアンチエイジング（加齢制御）医学の重要性がより現実味を帯びてくるはずです。

いまの経営者の皆さんは、そうした意識をどのくらい持っているでしょうか？　自らが健康であることを、組織のテーマとして真剣に掲げているのか？

組織の中心にいる人たちがまず変わっていかなければ、その組織全体の変化もありません。経営者の皆さんにとっては、自分自身の体質を変えていくことこそが、組織の体質を変えていくための第一歩となるのです。

本書で提唱している健康長寿のサステナビリティは、組織のリーダーに当たる人たちが率先して自覚していくべきものです。社風を変えていくくらいの気構えを持って、まずは自分自身の体質改善を図っていってください。

また国に対しては、ヘルシーなことに取り組んでいる企業や団体を支援することを、まず検討してほしいと思っています。

アジアでも高い医療レベルを誇っているシンガポールでは、日本のような国民皆保険制度ではなく、ＣＰＦ（Central Provident Fund ＝中央積立基金）と呼ばれる社会保障口座に毎月一定の金額が積み立てられ、病気に罹ったり入院したりした際にかかる医療費は、そこから支払われるシステムになっています。

このシステムでは、利用しなければお金が残り、老後の生活費に充てることもできる（年金代わりになる）わけですから、国民はあまり頻繁に病院には行かなくなります。「風邪《かぜ》くらいなら自分で治そう」となるわけです。

予防医学がより実践しやすいシステムであると同時に、国民の医療への過度の依存を減らし、自己管理をうながす面があることがわかると思います。

日本でいきなりこうしたシステムを導入することは難しいとしても、先ほど提言したようにヘルシーな取り組みをしている企業や団体を評価し、その取り組みを支援する仕組みは、何らかの形で整備してほしいところです。

また、日本各地には有機農産物の生産に古くから取り組んだり、昔ながらの製法で味噌《みそ》や醬油《しょうゆ》などを作り続けたりしている生産者やメーカーが少なからずいます。彼らは予防医学の実戦部隊であり、私にいわせれば、日本人の健康を根底で支えてくれる陰の功労者にほかなりません。

大手メーカーのようには資金力がない彼らをサポートし、私たちの健康に貢献するヘルシーなマーケットを育てていくことは、これからの日本人のライフスタイルを築き上げていくうえでも非常に意味のあることです。

決して大げさなことではなく、こうした食の担い手を大事にする仕組み作りこそ、国に突きつけられた大きな課題といえるのではないでしょうか。

私自身、少しでも日本の社会が活力を取り戻せるよう、また、一人でも多くの方が「人生のテーマ」を獲得できるよう、予防医学・アンチエイジング医学の重要性を引き続き訴えていきたいと思っています。この点については、次章でさらに詳しくお話ししていくことにしましょう。

第三章　医者知らず「人生のテーマ」に頼る長寿法

✲実現したのは「長寿」だけの医療

日本の一〇〇歳以上の高齢者の人口が、二〇〇九年に四万人を突破しました。二年後の二〇一一年にはさらに増えて、四万七〇〇〇人あまり。一万人を突破したのが一九九八年ですから、わずか一〇年ほどの間に四倍以上に増加したことになります。

この先もこうした増加は続いていくと思いますが、そのなかには元気とはいえないお年寄りも当然おられます。本書では元気なお年寄りばかり取り上げてきましたが、数だけでいえば、ほとんど寝たきりという人も多いのです。

もっといえば、一〇〇歳以上のお年寄りの八割は認知症の疑いがあるともいわれています。また、高齢化に伴いガンや心筋梗塞《しんきんこうそく》、脳梗塞などの血管障害に罹って亡くなる人も増えてきています。

長寿であることのハードルはどんどん低くなり、長生きできる人の割合は増えていますが、そうやってせっかく寿命をいただいても、ボケてしまったり、病気に罹って寝たきりになったりしたら、つらいことのほうが多いでしょう。それは、本書をご覧になっている皆さんにとっても他人事ではありません。

一〇〇歳以上はなかなか難しいとしても、いまや七〇代、八〇代まで生きられるのは当たり前という時代になろうとしているのです。過去の時代にはなかった、「超」のつく高齢社会の到来です。

長生きする可能性が昔に比べて高くなっている以上、年をとったときに同じような問題に直面することもありえるはずです。

こうした現実のなかで、私たちはどのように生きていけばいいのか？　まずしっかりと認識してほしいのは、ここまで長寿者が増えてきたのは、一人ひとりが健康に気を配るようになったからではない、ということです。

寿命が延びたのは、あくまでも医療の進歩の結果にほかなりません。延命治療の是非について昔から論じられてきているように、医療の進歩が健康レベルを高めたというわけではないのです。

いいかえれば、「長寿」と「健康」がつながるとはかぎらないということ。

しかも、こうした寿命の延びに比例するように、医療費も年々膨れ上がってきています。

医療費が三〇兆円を突破したのは一九九九年、その後も多少の増減を繰り返しながら、二〇〇八年の段階で三四兆円、二〇一〇年には前年比で約一・四兆円増加し、過去最高の三六兆円台に達するようになりました。

病気を治すために、国家予算に匹敵する規模のお金が必要となっているわけです。しかも、これだけの額を投じながら実現させることができたのは長寿だけで、現実には健康とはいえない高齢者ばかりが増えてしまったことになるわけですから、疑問に感じないほうがおかしいでしょう。

当たり前の話ですが、医療との関わり方を間違ってしまえば、肝心《かんじん》の「人生のテーマ」を追求することもできなくなってしまいます。

いや、もっといえば、医者にかからなくても「人生のテーマ」にしっかり取り組んでいたほうが健康長寿を叶えることができる――本書で強調したいのはこの点です。

この章では、医療制度を含めた社会のあり方にも視野を広げながら「人生のテーマ」について考えていきましょう。好きなことに打ち込みながら健康長寿を獲得する、そのための様々なヒントが見つけ出せるはずです。

✲病院に行っても健康にはなれない

先ほど私は、「病院に行っても健康になれるわけではない」といいましたが、これが事実だとしたら、むやみに病院に通わないほうが元気でいられる、あるいは、病気に罹っても医者にかからないほうが元気でいられる――そういうこともできますね。

これは極端なことをいっているわけではなく、これまで数多くの元気な長寿者に出会ってきた私自身の正直な感想にほかなりません。

医者の私がいうのもおかしな話ですが、長寿者の多くは、そもそも医者に頼るような生き方をしていません。また、医者にかかることがあったとしても、体調を崩すたびに通院するようなかかり方ではないでしょう。

それは、もともと体が丈夫だからということではなく、生きていくなかで自分なりの体調管理法を身につけられてきたからなのです。

たとえば、日本舞踊坂東流《ばんどうりゅう》の師範をされていた板橋光《いたばしみつ》さんは、一〇六歳で亡くなられるまで、週二回の稽古《けいこ》には電車とバスを乗り継いで通い、七〇～八〇代のお弟子さんに元気に踊りを教えておられました。

その板橋さんが日課にしていたのは、毎朝、布団の上にあお向けになって両足を上げて回転させる運動。これを三〇分やっていたといいますから、単純なようでいて腹筋や背筋がかなり鍛えられます。

日本舞踊を四〇代から続けてきたことも影響していたと思いますが、板橋さんの歩行能力、骨の強さ、太ももの筋力、バランス能力を測定したところ、すべて実年齢より二〇歳も若い、八〇代の数値をマークしていました。

日常の家事もすべて自分でこなすなど、日頃から足腰を丈夫にすることを心がけていたことが、彼女の健康と長寿を支えていたのです。

こうした元気な高齢者を特別な人と思うのではなく、彼らをよく観察し、どうして医者に頼らないで済んでいるのかを学ぶことのほうが大事でしょう。

彼らは、高齢になってからも人生を楽しむ術《すべ》を持っていました。だから、病気や老いに対する向き合い方がぜんぜん違っていたのです。

病気になったときにどう向き合うか？　どう対処するか？　それは、「人生のテーマ」＝生き甲斐を持っているかどうかによって大きく変わってきます。

年をとってから急に対処できることではありません。やはり長期戦略が必要。まずはそのことを知ってほしいのです。

✼人を幸福にする医療とは何か

ここで、私自身が「人生のテーマ」を持つようになったあるきっかけについてお話しすることにしましょう。

私たちの細胞の核のなかには、老化や寿命をコントロールする長寿遺伝子が五〇個以上もあるといわれています。

私はもともとこうした長寿遺伝子の働きについて研究を重ねてきたわけですが、実験の対象としていたのはマウスや線虫などで、自分自身の健康長寿を実現させる方法について初めから考えてきたわけではありません。

長年続けてきた長寿の研究を自らの健康と結びつけてみようと思ったのは、第一章でお伝えしたように、長寿のプロスキーヤーとして名を馳《は》せていた三浦敬三さんとの出会いがきっかけでした。

敬三さんの影響でスキーを始め、やがて雪山にもご一緒するようになったわけですが、すでに一〇〇歳を超えていた敬三さんが口にされた「いままで一日として同じ雪を滑ったことがない」という言葉に強い印象をおぼえました。

スキーをする山の天候、気温、滑る時間などによって、雪質は大きく違ってきます。まさに一日として同じ雪はない、その雪の状態を瞬時に見極めることができなければ、思うような滑りはできないというのです。

敬三さんにとっては、こうした雪との共同作業が「人生のテーマ」であり、彼を支えていた生き甲斐、チャレンジの対象であったわけです。

敬三さんの雪と同じくらい自分の情熱を傾けられるものは何なのか？　そうした問いかけのなかで、「アンチエイジングの追求」が自分自身の「人生のテーマ」としてハッキリ浮かび上がってきたのです。

それは、これまで自分が研究してきた長寿遺伝子の働きと三浦敬三さんのような百寿者の生き方、この二つを一本の線でつなげることを意味します。

第五章で詳しく取り上げる「カロリー制限と長寿の関係」のように、長寿遺伝子の研究を通じて明らかになった事実を結びつけていけば、健康長寿を可能にさせた生き方の本質がもっと明確に見えてくるはずだと、私は考えました。

正確にいえば、それは仮説の一つということになりますが、たとえば青森県と北海道の両側から掘っていけば、やがてぶつかって、一本のトンネルが開通します。一本のトンネルでつなげようとして研究してきたわけですから、きちんと手順に従っていけばきっとつながる。いや、つながらなくてはおかしい。つまり、アンチエイジングも健康長寿も実現できるはずなのです。

本来、医学には人を健康にするという役割があるはずですが、先ほど述べたように、そうした役割をまっとうしているとはいいがたいのが現実です。

私自身が願っているのは、医者としてこうした健康に寄与する役割を担うだけでなく、最終的には「幸せ」にも貢献したいということ。そうです、私の目指すアンチエイジング医療とは、人を幸せにするための医療なのです。

「人生のテーマ」を支えるよき相談相手が、本来の医療のあり方といえるかもしれません。

ガンになったらガン細胞を切り取ることだけを考えるのではありません。仮にガンに罹っても笑顔や喜びがつねにある、「ガン＝不幸・つらい」ではない、そんな生き方があることに気づいてもらう――それ自体も医療の目的です。

詳しくは次章で述べていきますが、そうした生き方を発見できればガンとの共存も可能ですし、退縮させたり再発を防いだりすることもできるはずなのです。

これを実現させていくためには、従来の医療のように病気になってから対処するのではいけません。

病気にならないように導いていく「予防」という概念こそが求められます。予防医学の考え方を広めていくことこそが、現行の医療の行き詰まりを打開していく大きなカギを握っているといえるのです。

✤治療医学と予防医学の大きな違い

従来の医療のように病気になってから対処するのではなく、病気にならないように導いていく――このことの実現が急務となる日本の医療は、どのような実状にあるのでしょうか？

現在の医療＝治療医学には数々の問題点がひそんでいます。

わかりやすくいえば、「三浦敬三さんが楽しんできたような健康長寿を妨げてしまう要素が、いまの医療のなかにあるのではないか」ということです。

これは決してうがった見方とはいえません。なぜなら、敬三さんのような「人生のテーマ」を持った元気な長寿者が増えていけば、その分、いまのように病気を治療する医者は必要でなくなります。

医者がいらない社会は本来ならば一つの理想であるはずですが、医療をビジネスと考えた場合、あまり歓迎できることではないでしょう。

実際、医者は患者さんの病気を治そうとはしますが、病気にならないように指導することはほとんどありません。患者さんが健康になれば病院に行く人は減ってしまうわけですから、予防医学は治療医学の「商売敵《がたき》」ということになるのです。

もちろん、それぞれの医者がいがみ合っているということではなく、医療制度を取り巻く構造的な問題だと考えるべきだといえます。

前章でも簡単に触れましたが、現代医療は国が定めた保険制度によって成り立っているため、保険点数がつかないことに関しては介入する余裕がありません。また、投薬よりも食事の改善のほうが適切だと思っても、食事指導では点数がつかないため、なかなか薬の処方がやめられないという現実もあります。

理念としていいことだと思っていても、積極的に取り入れられない仕組みになっているのです。

要するに、治療医学と予防医学では、同じ医学であっても、拠って立っている「プラットホーム」が違うということです。

治療医学のプラットホームに立っているかぎり、その仕組みのなかで仕事をしていくしかありません。そこには薬や手術、化学療法は用意されていますが、私が長寿やアンチエイジングの三本柱として認識している「食事」「運動」「生き甲斐」というコンセプトについてはあまり重視されることはありません。

まして、「人生のテーマ」が話し合われることなどほとんどないでしょう。

そもそも、糖尿病治療にも食事療法や運動療法はありますが、それだけで治せると思っている医師は少ないのではないでしょうか？

治療医学において主役になるのは、あくまでも血糖降下剤のような薬であり、血糖を調整するインスリン注射です。しかし、こうした治療を受けていても症状が抑えられるだけで、治癒に結びつけることは難しいでしょう。

繰り返しになりますが、治療をしていても健康な状態に導いているとはいえないのです。

先ほどもお話ししたように、元気な長寿者は、こうした治療医学をほとんど受けることはありません。予防医学のエッセンスを知らないうちに実践することで、結果として体調が管

理でき
ていたというケースがとても多いわけです。

同じプラットホームに立つならば、予防医学のプラットホームに立ったほうが、患者さんの健康に寄与できると思いませんか？

もちろん、治療医学には治療医学の役割というものもあります。予防医学だけで医療が成り立つといいたいわけではありません。

まずは、プラットホームが二つあるという現在の医療制度にまつわる構造的な問題をしっかりと認識するようにしてください。そうでなければ、自分自身が体調を崩し、病気に罹ったとき、適切な選択ができなくなってしまいます。

私が見るかぎり、「人生のテーマ」を持っていない人は、体調を崩したらすぐ医者にかかって「何とかしてもらおう」と考える傾向にあります。

それは、第一章でお話しした「健康長寿のサステナビリティ」——いまをよりよく生きることが老いたときの自分の幸せにつながるような生き方——が自分のなかにしっかり根づいていないことが多いからです。

健康管理というと面倒なイメージがありますが、「好きなことをずっと続けたい」という思いが強い人は、ごく自然に体のケアができているのです。

✲お菓子を「ドラッグ」と呼ぶ理由

「人生のテーマ」を持っているかどうか？　こうした意識の差がハッキリ出てくるのは、なにも医療ばかりではありません。

私がこれと同じくらい問題視しているのは、「ドラッグ」との関わり方です。ドラッグといってもいわゆる薬物のことではなく、毎日の食事で口にするマイルドなドラッグ、具体的には「糖質」と「脂質」を含んだ食品を指すと考えてください。こうしたマイルドドラッグがなぜ問題になるのか解説していきましょう。

糖質については、菓子類やケーキ、菓子パンなど、甘いもの全般をイメージしてください。果糖の入った清涼飲料水や缶コーヒーもここに含まれますし、こうした甘いものを摂りすぎている人にとっては、食パンやサンドイッチなど甘くないパン類も要注意です。白米のごはんのドカ食いも問題になるでしょう。

脂質については、動物に含まれる「脂」と植物や魚に含まれる「油」に分けられますが、ここでは揚げもの全般を指していると考えてください。

たとえば、唐揚げやフライ、カツ丼や天丼などの丼もの、揚げたスナック菓子などを無性に口にしたくなるのは、体が必要としている脂質の摂り方が適正とはいえないからです（詳しくは一七九〜一八三ページで解説しています）。

ハンバーガーとフライドポテト、そしてコーラのようなジャンクフードの組み合わせは、糖質と脂質の悪い摂り方の典型ということになります。

あれもダメ、これもダメとあまりいいすぎるのもよくありませんが、問題はこうした甘いものや脂っこいものには常習性があるという点です。

「ほんの少しだけつまむ」というわけにはなかなかいかず、ついつい手が伸びてしまう。食べないでいるとイライラしてくる。そうやって知らないうちに健康がむしばまれている現実があるわけですが、こうした「無性に欲しくなる」常習性は、いわゆる「ドラッグ中毒」の症状と似ていることがわかるでしょう。

もちろん、覚醒剤《かくせいざい》のような違法薬物と一緒にできるわけはありません。常習性のある「ドラッグ」は次のように分類してとらえるといいでしょう。

ハードドラッグ……コカイン、ヘロイン、マリファナ、覚醒剤
ソフトドラッグ……タバコ、アルコール
マイルドドラッグ……スナック菓子や菓子パンなどのジャンクフード

こうしたドラッグのうちハードドラッグが取り締まりの対象であることは、皆さんもよくご存じのはずです。間違って摂ってしまえば大変なことになるということは、常識的な感覚があれば十分にイメージできると思います。

これに対してソフトドラッグは、基本的に嗜好品《しこうひん》の一つとしてたしなまれているもので、大人であれば摂取が禁止されているわけではありません。ただ、多量に摂取すれば健康に害が出てくることはよく知られているでしょう。

とりわけタバコに関しては、肺ガンをはじめとするガンとの因果関係がハッキリしてきたこともあり、禁煙に踏み切る人も増えてきています。喫煙を続けている人の間でも、体にはよくないという意識はあると思いますが、もう一つのマイルドドラッグ＝ジャンクフードについてはどうでしょうか？

摂りすぎは体によくない、メタボリックシンドロームの原因になるというくらいの感覚はあるかもしれませんが、常習性についてはあまり問題にされているとはいえません。少なくとも「これもドラッグのようなものだ」と思って口にしている人は多くないのが現状ではないでしょうか？

しかし、体に与える影響こそ大きく異なりますが、ついつい手が出て依存性が高まっていくプロセスはドラッグとしかいいようがないものです。しかも、マイルドドラッグの場合、ある年代以下の人は物心ついた頃から当たり前のように口にしているはずです。

ほかのドラッグに比べれば確かに「マイルド」ですが、子供の頃から延々と摂り続けているわけですから、常習性は一般に思われている以上に高いのです。体に悪いとわかっても、そう簡単に抜け出せるものとはいえません。

体質改善を図っていくうえで、マイルドドラッグはとても厄介《やっかい》な存在でもあるのです。その点をまず理解するようにしてください。

✻食事の土台がない六〇代以下

先ほど「ある年代以下」と書きましたが、マイルドドラッグが蔓延するようになったのは、昭和三〇~四〇年代以降のことでしょう。

日本人が伝統的に続けてきた食事は戦後の混乱期に途切れてしまい、その後の経済成長のなかで大きく変貌していきました。しかし、いま一〇〇歳以上の元気なお年寄りは、戦後の激動期にすでに四〇~五〇代でしたから、幼い頃に身についた食事の土台が大きく崩れることはなかったでしょう。

問題となるのは、戦後のベビーブームの時期に生まれた団塊の世代以降の人たちです。いまの六〇代より下の世代が該当しますが、食生活が急激に欧米化し、ジャンクフードなども登場、伝統的な食事が根絶やしになっていくなかで成長していったことになりますから、しっかりした食事の土台ができていません。

親から子へと受け継がれていくはずの食の知恵がほとんど伝わらず、甘いものと脂っこいものばかりに囲まれて社会生活を営んできたわけです。マイルドドラッグの影響がいかに大きいかが想像できるでしょう。

しかも、こうした常習性のある食べ物は、有望なビジネスモデルの一つとして、戦後の経済システムのなかに取り込まれていきました。

お菓子やハンバーガー、あるいはインスタントラーメンを売ることで経済が活性化し、食品業界も潤《うるお》うことになる。そうすると、利益を得た会社は、さらに宣伝費をつぎ込んで商品を消費してもらおうと考えることになりますね。

そうした戦略のターゲットとなったのは主に子供たちですが、子供の頃に口にしたものは、その人の味覚に生涯にわたって影響を与えます。菓子パンについては、学校給食でパンを食べるようになったことの影響も大きいでしょう。

子供の頃にこうしたドラッグを常習することで、大人になってからも「つい欲しくなる」「やめられない」体質が継続していくことになるのです。

これは健康という視点でとらえた場合深刻なことですが、食品メーカーにとっては固定客を維持することにつながり、ビジネスモデルがますます強化されていくことになる。「やめられない止まらない」ほうが望ましいことになり、それを助長させていく方向で企業努力が行われることになります。

もちろん、そうした企業努力はいまも続いているでしょう。

その「やめられない止まらない」なかに利権が発生してしまっている以上、体によくないとわかっていても、現状を変えることは容易ではありません。その点は、薬を使わないと医療が成り立たない治療医学の現実とまったく同じだといえます。

医者も医療業界のビジネスモデルに取り込まれてしまっているわけですから、こうしたドラッグから抜け出す方法について指導することはありません。せいぜい「摂りすぎは控えてください」という程度でしょう。

基本的には自分自身で問題を理解し、長い歳月のなかで身につけてしまったドラッグの洗脳から抜け出していくしかありません。

「洗脳だなんて大げさな言い方ではないか?」と思われた人もきっといるでしょうが、残念ながら、アンチエイジングについて研究を重ねてきた私にいわせれば、「そうとしかいいようがない」というのが現実です。

まず、その現実をしっかりと知ることから始めましょう。

興味深いことに、「人生のテーマ」を持ち、元気に長寿を迎えた方の多くは、甘いもの、脂っこいものとも賢くつきあい、自分の健康を維持されています。

ドラッグの危険性や問題点について理解することは大事ですが、すべてを絶対禁止にして、ストイックな生活を送る必要はありません。ただ避けたり嫌ったりするだけでなく、まず自分の生き方そのものを見つめ直すことです。

甘いものや脂っこいものが無性に欲しくなってしまうのはなぜでしょうか？　日常のなかで思うようにいかないストレスを、こうした食べ物で発散させようとしていることはありませんか？　だとしたら、何よりもまず目を向けなくてはならないのは「人生のテーマ」の確立であるということがわかりますね。

いま、本当にやりたいことができていますか？　あなたが本当に大事にしたい「人生のテーマ」とは何でしょうか？　マイルドドラッグへの依存を実感している人は、本書を読みながらその点を問うてほしいのです。

✼治療と予防の割合を逆転させると

「人生のテーマ」、すなわち「好きなことを続ける」ということが、健康を維持するうえでいかに大事であるか見えてきましたか？

もちろん、私は治療医学のすべてを否定しているわけではありません。ここで問題にしたいのは、あくまでも治療医学と予防医学の割合です。現状のように治療医学にばかり偏っていては、寿命は延ばせても、人を健康な状態に導くことはできません。だとすれば、人を幸せにすることも難しいからです。

たとえば、治療医学の世界では、年に一回のガン検診がすすめられていますね。「早期発見・早期治療」という考え方に基づいて行われているものですが、検査によってガンが早期発見され、早期治療できたとしても、それですべて解決するとはかぎりません（次章で詳しくお話ししていくように、「早期発見・早期治療」が患者さんの治癒にまったく結びついていないという驚きの報告もあります）。

あるいは、こうした検診をしっかり行っていたとしても、近年増加傾向にあるアルツハイマー病や骨粗《こつそ》鬆症《しょうしょう》についての確認はできないでしょう。

アルツハイマー病のような脳の疾患は、まったく自覚がない段階から徐々に進行していく場合が多いため、一〇年先、二〇年先のことを見越しながら予防していくしかありません。つまり、予防医学的な発想がどうしても必要になってくるのです。

こうして見ていくと、治療医学は「短期戦略」、予防医学は「長期戦略」に比重を置いていることがわかるでしょう。

症状をすぐに取り除く必要がある治療医学と、体質改善をうながし病気に罹らない体を作る予防医学の違いといってもいいかもしれません。同じ医療であっても、目指しているところがまったく別にあるわけです。

現状ではこの短期戦略（＝治療医学）と長期戦略（＝予防医学）の割合は「九対一」くらいだといえますが、これではあまりにアンバランスなので、少なくとも「七対三」くらいに変えていくべきだというのが、私の考えです。

健康を意識し、しっかり健康管理ができているという人ならば、この割合を逆転させて「三対七」くらいになっても構わないでしょう。

いずれにせよ、本来、治療医学と予防医学はバラバラに考えていいものではなく、同時に考えるべきものなのです。そのうえで、治療医学にお世話になる割合が減っていけば、本書で紹介している元気な長寿者の生き方に近づいていくはずです。

お気づきかもしれませんが、こうした予防医学と治療医学の割合は、人生そのものの戦略とも深く重なり合ってくるものです。

すなわち、目の前の仕事を一生懸命頑張るだけの「短期戦略」（コンティニュイティ）だけでは、老いたときに健康が維持でき、幸福な生き方ができているとはかぎりません。だとしたら、いま生きているなかで「長期戦略」（サステナビリティ）に対する比重を増やしていったほうがいいことがわかりますね。

ビジョンを持つことの重要性が叫ばれていますが、それは「長期戦略を持って好きなことに打ち込むこと」をいいます。このような生き方を実現させていくなかで、本書の説く「人生のテーマ」が大きな助けになってくるのです。

✲メタボリックドミノとは何か

治療医学一辺倒であることは短期戦略に偏りすぎている、つまり「長期的に見た場合、本当に幸福や健康につながっているとはかぎらない」という点についてお話ししてきましたが、まだピンと来ない人がいるかもしれません。

これまでの医療の常識に縛られてしまっているからだといえますが、いくつか事例を挙げながらもう少し解きほぐしていきましょう。

たとえば、メタボリックシンドロームの実態を理解する一つのとらえ方として、「メタボリックドミノ」という概念があります。これは、軽度の症状がいくつも重なり、やがてドミノが倒れるように大病へとつながっていく、メタボリックシンドロームの全体像を示したものです。

次ページに図表2を掲載しましたが、このドミノの起点となるのは食べすぎや運動不足などの生活習慣で、その結果としてまず肥満というドミノが倒れます。

図表2　メタボリックドミノの概念図

起点にある「生活習慣」や「肥満」のドミノが倒れると、やがてメタボの諸症状である「食後高血糖」「高血圧」「高脂血症」のドミノも倒れ、ついには「糖尿病」「脳血管障害」「虚血性心疾患」などへと及んでいきます。
生活習慣
肥満
インスリン抵抗性
食後高血糖
高血圧
高脂血症
糖尿病
腎症
網膜症
神経障害
ASO
脳血管障害
虚血性心疾患
透析
失明
起立性低血圧 ED
下肢切断
脳卒中
認知症
心不全

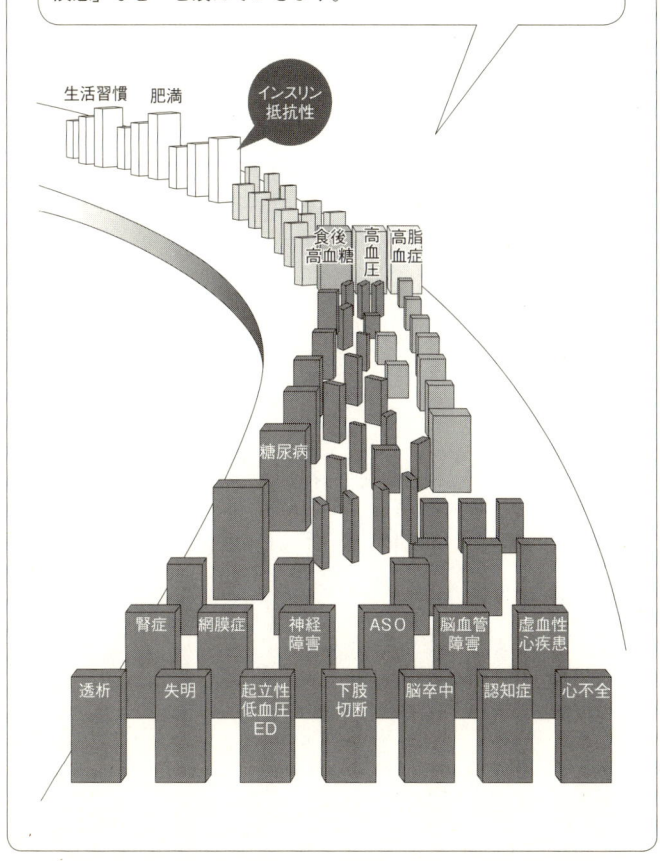

この肥満の状態が続くとインスリンが十分に効かなくなり（インスリン抵抗性）、やがて食後高血糖、高血圧、高脂血症という「メタボの諸症状」が現れるようになります。この時点で倒れるドミノの数が三つに増えていることがわかりますね。

この三つのドミノが倒れていくことでその先にある糖尿病のドミノが倒れ、そのまま放置しておくと、糖尿病の合併症である腎症と網膜症、神経障害が現れます。その先にあるのが透析《とうせき》であり、失明や下肢切断などです。

ここまで来ると生命の危機にさらされ、場合によっては生命を落とすこともあります。

また、こうした糖尿病の合併症とは別に、動脈硬化が進行することで血管に病変が現れ始め、最終的には脳卒中や心不全、認知症などが引き起こされます。

五〇歳で高脂血症や高血圧の症状が現れた場合、その倒れたドミノをさかのぼっていくと、三〇代の頃には肥満の兆候があったかもしれません。メタボの怖いところは、このようにジワジワと症状が進行していき、最終的には複数のドミノが一気に倒れていくような複合症状が現れるところです。

ただ、ここで皆さんに理解してほしいのは、治療医学が必要となるのは症状がかなり進んだ段階であるという点です。メタボリックドミノの図でいえば、糖尿病の合併症や動脈硬化、そして脳卒中や心不全の症状が現れたあたりからです。メタボがジワジワと進行していく長い期間のなかで、お世話になるのはその最終段階ということになります。

できれば、ここまで追い詰められる前に、何とかしたいところでしょう。そうです、そこまでの長い期間は、じつは予防医学が対処すべき領域なのです。

「長期戦略」の発想が不可欠になってくることがよくわかりますね。

驚かれる方がいるかもしれませんが、この段階では薬を飲む必要はありません。本書でお伝えしてきたような食事や運動、あるいは生活の見直しなどで十分に対処できます。病院に行ってお医者さんに薬を処方してもらわなくてもいいのです。

皆さんは健康診断の数値が悪くなっただけで心配になり、医者の処方する薬を素直に飲んではいませんでしたか？　そもそも、風邪をひいたら抗生物質、熱が出たら解熱剤《げねつざい》と、ずいぶん早い段階で治療医学のお世話になっているのではないでしょうか？

残念ながら、治療医学は対症療法ですから、医者に処方された薬を飲んでいるだけでは、メタボリックドミノの進行を止めることはできません。結果として予防がなおざりになることで、ドミノ倒しを進行させてしまうことになるのです。

✻高血圧は歩くだけで改善する

たとえば、「高血圧症の患者さんに対しては降圧剤を処方するのが当たり前」という風潮が医療現場にはあると思います。

実際、医者にすすめられるままに、何年も何十年も降圧剤を飲み続けているという人は少なくありません。それでいて高血圧が改善されたかというとそうではなく、薬を飲んだときに抑えられているだけ。それでもさして疑問に思うことなく、まるで日課のように飲み続けている……。

これでは現状維持が精一杯で、下手《へた》をすればほかのドミノが倒れだすことによってメタボが進んでしまうこともあるでしょう。

多くの人はそれでも仕方がないと思っているのかもしれませんが、じつは高血圧を改善する方法がもっと身近なところにあります。それは単純明快、運動する時間を増やすということ。高血圧症の人のほとんどは運動不足で血圧が上がっているだけなのです。

「たったそれだけで？」と思うかもしれませんが、ほとんどの人はそうした因果関係に目を向けず、万事医者任せで薬を飲み続けているわけです（それが治療医学のビジネスモデルをさらに強固にしていきます）。

患者さんに運動をすすめている医者もいるかもしれませんが、そんなことで治るはずはないと思い込んで怠《おこた》ってしまっているのではありませんか？

高血圧が気になる人は、試しに一日当たりの歩く量を増やしてみてください。歩く量を増やすための工夫については、すでに第二章でお伝えしましたね。そこでも指摘したように、それは決して難しいことではありません。

たとえば、通勤ルートを工夫して階段の上り下りを増やしてみる。一ヵ月間の期間限定でもいいので、外出したらエレベーターやエスカレーターを使わずに階段だけを使う。

余裕のある人は、時間を見つけてウオーキングをしてみるのもいいでしょう。坂道のあるルートを意識的に取り入れればなお効果的です。

わざわざフィットネスジムなどに通わなくても、日常のなかにこうしたこまめな運動を取り入れるだけで血圧が下がってしまうことは珍しくありません。

ということは、こうした運動の有効性を知ってさえいれば、高血圧症も予防できてしまいます。メタボリックドミノの図でいえば、ドミノの大本にある生活習慣の段階で防げるわけですから、いうことなしでしょう。

こうした運動を心がけたうえでなおも高血圧が続くようなら、タバコをやめたり、食事を改善したり、プラスアルファの工夫をしてみてください。リラックスした時間を作るなど、ストレスケアも大事になってきますね。

降圧剤を飲むことを考えるのは、そのあとでも十分ではないでしょうか。

そもそも、「人生のテーマ」を持っていないまま、がむしゃらに頑張っているときに、こうした症状は悪化しやすいものなのです。

体調管理に取り組む場合でも、ただいわれるままに行うだけでなく、自分の生き方に欠けているものを見つけるチャンスととらえてみることです。

その意味では、病気になることも決して悪いことではありません。悪いことだから抑えよう、排除しようと考えるだけでなく、少し立ち止まって、「自分は本当に何がしたいのだろうか？」と問いかけてみてください。

予防医学の対処法とともに、こうした自分との対話も必要になってくるのです。

✽薬を減らして糖尿病を治す方法

同じ生活習慣病の一つである糖尿病についても、まったく同じことがいえます。

糖尿病の場合、血糖値を下げる薬として血糖降下剤が処方されるほか、症状が進んでいる人にはインスリン注射もすすめられます。

一般的には、これらに食事療法と運動療法を加味することで糖尿病治療が成り立っているわけですが、ほとんど数値が改善されないまま、薬と注射で症状を抑えているだけという人も多いでしょう。

これも「仕方ないことだ」と大部分の人が思っているのかもしれませんが、私自身は「糖尿病は食事と運動で十分に治る」と考えています。具体的にいえば、私が糖尿病の患者さんに行っているのは、本書でお伝えしているような食事や運動の指導と、そして減薬です。

治療医学は保険点数によって経営が成り立っていますから、通常は点数のつかない食事や運動の指導に時間はかけず、五分程度の診療で「いつもの薬を出しておきますから」で終わってしまうこともずいぶんとあります。

もちろん、これでは患者さんはよくなりませんから、薬がなくなる頃にまたやって来られます。そこでまた同じように薬を処方する。そう、糖尿病治療においても、こうした薬を延々と処方するだけのビジネスモデルが成り立っているわけです。

これでは薬漬け医療と呼ばれても仕方がありません。

私が糖尿病治療に薬を用いないのは、ほかの病院で投薬治療を延々と受けてきた患者さんが来られることが多いからです。

皆さんは、糖尿病の治療薬（血糖降下剤）だけで、現在四種類もの薬があることをご存じでしょうか？　患者さんのなかにはこうした薬を何種類も服用している人が多いのですが、そういう人にかぎって食事療法も運動療法もほとんど実行していません。

先ほどの診察の光景を思い浮かべれば想像できると思いますが、医師もそこまで熱心に指導をしていないケースが多いのです。

ですから、私がまず行うのは、多量に処方されている薬を一つひとつ減らしていくこと。そのうえで、本書でお伝えしてきたような手法で食事や運動の指導をするわけです。結果的に治療医学とはまったく逆のことをやっていることになりますが、これでほとんどの患者さんは症状を改善されています。

保険診療でやっていますから、短期的には利益は上がりませんが、結果が出るので患者さんは喜び、人気が出ます。おかげで患者さんが次々とやってこられますから、十分に採算が合う形で診療が成り立っているのです。

さほど症状が重くない人ならば、わざわざ私の治療を受けに来られなくても、日常のなかに食事や運動をうまく取り入れればいいわけですから、工夫次第で十分に症状を改善させていくことができるでしょう。

いうまでもありませんが、第二章で紹介したような運動を「人生のテーマ」に加えてみることもおすすめできます。自分が好きなこと、無理なくできて快適なことであれば、症状の改善は加速していくことになるはずです。

✲悪玉コレステロール値は下げる？

高血圧、高血糖の対処法についてお話ししてきたので、メタボのもう一つの症状である高脂血症のことにも触れておきましょう。

高脂血症は、主に食生活の乱れによって、血液中のコレステロールや中性脂肪が増加して引き起こされますが、ここでも注意しなければならないのは、これらの数値をただ下げればいいというものではないということ。

たとえば、厚生労働省のメタボの診断基準では、悪玉コレステロール値（ＬＤＬ）を一五〇mg／dl以下に抑えることが指導されていますが、女性に関しては、もう少し数値が高いほうが死亡率が低くなることがわかっています。

正確にいえば、悪玉コレステロールの場合、一八〇mg／dlまでは無理に下げたりする必要はありません。つまり、ここでも薬物治療は必要がないということです。

男性の場合でも、死亡率が最も低いのは一四〇〜一五九mg／dlの間で、これよりも下がってしまうと、死亡率はかえって高くなってしまいます。悪玉コレステロールの数値をむやみに下げればいいというものでないことがわかるでしょう。

ということは、ここでも重要なのは、薬ではなく食事や運動。具体的には、体重を減らして肥満を解消するということです。

どうでしょうか？　メタボといっても対処すべき点はどれも同じであることが理解できたのではないでしょうか？

一見すると複雑な病気のように思えますが、ここまで繰り返してきたように、メタボリックドミノの大本は共通しています。その本質はとてもシンプルであることがわかると思います。

根本的なことをいえば、要はドミノの大本を倒しさえしなければいいのです。

そう考えれば、「人生のテーマ」を見つけて、将来の心配をせずに好きなことに打ち込めるようになることが、いちばん重要であるとわかるはず。

もちろん、「マイルドドラッグ」の問題について指摘したように、何を食べれば健康でいられるか、元気になれるかということについて理解することも必要です。

何を食べれば健康でいられるか、元気になれるかということについては、本書でお伝えすることを実践していくことが基本になりますが、できればこれに加え、栄養学の基礎知識をインプットしておくようにしてください。

栄養学をゼロから学べといっているわけではありません。まずは「糖質は精製すると高血糖のリスクが高まる」「動物の『脂』より植物や魚の『油』を多めに摂る」といった点を意識するだけで十分です。

アンチエイジングにしっかりと取り組みたい人は、ファイトケミカルのような、植物に含まれる活性成分について調べてみることもおすすめします。野菜や果物をなぜたっぷり摂らなければいけないか、その意味がより明確になるはずです。

一般的には食べ物に含まれるカロリーが問題にされていますが、食事のたびに細かなカロリー計算をするよりは、「食べすぎに気をつける」「空腹を感じる機会を増やす」などの点に注意することのほうが大事でしょう。

こうした知識を持つことは、あなたが「人生のテーマ」を実現させていく際に、側面からサポートしてくれる大きな要因になっていくはずです。

✻ストレスケアの達人から学ぶ

医者にかからなくても、「人生のテーマ」を持つことによって、十分に病気に対処できることが見えてきたと思いますが、これに関連してもう一つ考えてほしいのが、ストレスと健康との関係についてです。

「病は気から」という言葉があるように、病気の多くはストレスによって引き起こされ、悪化していく面があります。じつはガンに関しても、ストレスとの関わりがとても強いことがわかっています。

ストレスケアの重要性についてはすでに様々な専門家が言及していますが、私がおすすめするのは「元気な高齢者の生き方のなかから学ぶ」ということです。

考えてみてください。いま一〇〇歳以上のお年寄りが生まれたのは明治から大正へと年号が切り替わり、大正時代がスタートした頃に当たります。以来一〇〇年あまり、どんな出来事があったでしょうか？

関東大震災、太平洋戦争、戦後の復興と高度経済成長、オイルショック、バブル崩壊、阪神・淡路大震災、そして東日本大震災……。大きな戦争を乗り越え、直接被災したかどうかは別にして大震災を三度も経験し、戦後の驚くような社会の変貌を目《ま》の当たりにしてきたわけです。

まさに激動の連続としかいいようのない人生だったでしょう。そのなかを生き抜き、いま元気に笑顔で過ごされているということは、私たちが想像している以上の強さとたくましさを持っていたといえるはずです。

いいかえれば、それだけストレスへの耐性が強かったということもできるでしょう。

彼らが長い人生のなかで培《つちか》ってきた「生きた知恵」を後世の私たちが学ばないのは、とてももったいないことだと思いませんか？　それは「人生のテーマ」を確立させていくうえで、とても大事なポイントになるはずです。

ガンとストレスの関係については次章に譲るとして、ここでは私が百寿者の皆さんと出会うなかで学ばせていただいたストレスケアの重要なポイントを、次の四つの項目に絞ってお伝えしたいと思います。

一　前向きな気持ちを持ち、小さなことでクヨクヨしない

二　元気なうちは働き続け、人の役に立つことをする

三　「あれをしたい」「これをしたい」という楽しみをつねに作る

四　笑うことと笑いのある場にいることを心がける

どうでしょうか？　どれも当たり前のことのように思われるかもしれませんが、人はふとしたことでこうした気持ちを見失ってしまいます。いちばん問題なのは、体が弱ってしまうと心のほうも弱ってしまうということです。

鬱の傾向が見られる人は、食生活が不規則であったり、必要な栄養素が不足し体力が低下しているケースがずいぶんと見受けられます。また、引きこもりがちになるため運動不足であることも多く、こちらも体力低下につながるでしょう。

本書でお伝えする食事と運動の方法は、忙しい日常のなかでも無理なく試せることばかりです。ストレスケアがうまくできず、気持ちがふさいでいるときは、まず体調を整えることから始めてみてはどうでしょうか？

体調がよくなり、気持ちに余裕が出てきたら、ときどき自分の生活を振り返って、前ページの四つの項目が実践できているかどうか自問してみましょう。

あくまで目安ですから、パーフェクトな状態を目指す必要はどこにもありません。体調管理に努めながら、自分のペースで少しずつ自分を変えていけばいいのです。

その際の参考になるように、もう一つ、私が見出した百寿者の皆さんの性格に共通している点を男女に分けて紹介することにしましょう。

【男性】

①ひょうひょうとしていてマイペースで生きている

②凝《こ》り性《しょう》で、一つのことを追求したり、いろいろなコレクションをしたりする

【女性】

①一家の中心にいて、家族や周りのことをつねに思いやっている

②世話好きで人の面倒をしっかり見ることができる

これに加えて、「依存心が少なく自立している」「自分の人生を肯定的にとらえている」と

いう点が男女ともに共通しています。

要は、独自の「人生のテーマ」を持っていたからこそ、こうした生き方ができたのです。「人生のテーマ」が確立できれば、ストレスマネジメントの達人になれることがわかるでしょう。

✲生き方が左右する老化のスピード

さて、ここまでお話ししたような方法に取り組んでいったところで、人は徐々に年老いていき、やがては死を迎えます。それ自体は一つの宿命であり、避けることはできません。

この章の最後に「老化とどう向き合うか?」「死というものをどう考えるか?」という点についても考えてみることにしましょう。

まず理解しておきたいのは、「男女で老化に違いがある」という点です。簡単にいえば、男性は血管が、女性は骨が老化しやすいのです。

男性に多い血管の老化は、本書でもお伝えしてきたように食生活の乱れによって引き起こされるもので、肥満やメタボの引き金になります。メタボの諸症状が悪化していくことで動脈硬化が起こり、脳梗塞、心筋梗塞につながっていく……こうした「メタボリックドミノ」の怖さについてもお話ししてきた通りです。

一方、女性に多い骨の老化は骨粗鬆症の原因になりますが、現在日本では推定一〇〇〇万人とされる骨粗鬆症患者のうち八〇〇万人が女性といわれています。しかも、六五歳以上に絞った場合、女性の三人に一人に骨粗鬆症の可能性があるそうです。

症状が進行していけば、転倒時に骨折や圧迫骨折が引き起こされ、そのまま寝たきりになってしまうケースも少なくありません。一般的に、女性は閉経すると女性ホルモンの影響で急激に骨量が落ちてしまうので、男性に比べて、どうしても骨がもろくなりやすい面があるのです。

また、こうした男女それぞれの老化とは別に注意したいのが、脳の老化です。脳は二〇～三〇代頃から機能低下が始まっているといわれ、加齢とともに物忘れがひどくなったり、人の名前が覚えられなくなったりします。

これは脳のなかに張りめぐらされている神経細胞の伝達機能が衰えてしまうことが原因だと考えられますが、これに加えて、動脈硬化などによって脳の血管に障害が現れると、脳の機能はさらに衰えてしまうことになります。

認知症は、こうした脳血管性のトラブルによって引き起こされやすくなります。

また、こうした脳血管性の認知症とは違うプロセスで神経細胞が破壊され、脳が萎縮《いしゅく》してしまうタイプの認知症は、アルツハイマー病と呼ばれています。こちらは若いときにも発症する可能性があり、しかも十分な治療法が確立されていません。

このように、脳の老化は多岐にわたり非常に複雑ですが、もちろん、すべての人がこうした病気に見舞われるというわけではありません。

私が皆さんに強く主張したいのは、「老化は予防できる！」ということ。老いそのものは必然ですが、生活習慣を見直していくことで老化を遅らせ、病気で苦しまない老後を送ることも十分に可能です。

いや、生活習慣によって老化を助長させてしまっている、罹らないでもいい病気に罹ってしまっている、といったほうがいいかもしれません。その結果、治療医学のお世話になったところで、満足のいく老後が送れるとはいえないでしょう。

これまでお話ししてきたように、予防といっても、我慢したり、神経質になったり、楽しみを制限したりすることでは必ずしもありません。心配ばかりしていて、いま生きていることが楽しめなくなってしまっては元も子もないでしょう。むしろ、本書ですすめる「人生のテーマ」を見つけ、人生をエンジョイすべきなのです。

先人たちが身につけてきた、あるいは科学によって解明されてきた「生きた知恵」を賢く用いながら、快適な生き方を見つけていくことが「予防」です。まずは、あなたの細胞に眠っている長寿遺伝子をオンにする生活を心がけましょう。

老化のスピードや寿命の長さは、遺伝要因よりも環境要因に強い影響を受けています。実験によって明らかになってきたのは、遺伝要因が二五パーセント、環境要因が七五パーセント——生き方によって明らかに個人差が出てくるのです。

大事なのは、自分なりの長期戦略を持って「いま」を生きるということ。若い頃から「健康長寿のサステナビリティ」をしっかり意識して、脳の若さを保ちながら、ゆるやかに老いていく生き方を探っていきましょう。このとき大きな手助けをしてくれるのが、やはり「人生のテーマ」なのです。

✲ずっと元気で若い人の心のあり方

一口に老化といっても、認知症やアルツハイマー病につながる血管や脳の老化、骨粗鬆症、転倒骨折、寝たきりの原因になる骨や筋肉の老化、気力の減退、鬱などの精神疾患につながる心の老化など、様々なタイプに分けられます。

こうした老化のもとになるのは、じつはあなた自身の生き方。具体的にいえば、食事、運動、生活習慣、人間関係、心の持ち方……老化をうながしている要因はざっと挙げていくだけでも様々なものがあります。

本書でお伝えしてきた内容をふまえ、老化の要因を次のように整理してみましょう。

一　甘いものや脂っこいものを摂りすぎてしまう
二　タバコや過度の飲酒がやめられない
三　運動不足で日中に外に出ることが少ない
四　人づきあいが苦手で一人で過ごすことが多い
五　神経質でストレスを感じやすい
六　将来に対する夢や目標や楽しみを持っていない

このうち一と二は血管や脳の老化に、三は骨や筋肉の老化に、四と五は心の老化につながってくる面が強いでしょう。

ただ、最も意識を向けてほしいのは、本書のテーマにも重なってくる六の「将来に対する夢や目標や楽しみ」についてです。つまり、「生き甲斐」に関わってくる項目といえます。

自分はいま、どんな生き甲斐を持っているのか？　この内容いかんで、あなた自身の老化のスピードが速まったり、遅くなったりするものなのです。

ここでいう生き甲斐とは、もちろん「人生のテーマ」にほかなりません。

「人生のテーマ」を持っていれば、それがあなたの生きる原動力になり、極端にいえばそれだけで老化が防げてしまうこともあるでしょう。

一～五のポイントを改善していくことももとても大事なことですが、自分の使命といえるような「人生のテーマ」を持っている人は、時としてこれらのマイナスポイントすらもはねのけてしまうパワーを発揮することがあるのです。

こうした人は、年齢にかかわりなくいつも元気で、若々しさを保っています。亡くなられる直前まで充実した時間を過ごし、新しいことを学んだり、知らない土地に出かけたり、人に会ったり……積極的に人生を楽しんでいるのです。

それだけ強く、豊かなエネルギーにあふれた人生を送りたいと思いませんか？　私自身は、そうした長寿者の生き方を、自らが生きるためのモチベーションにしています。

それは決して特別な生き方などではありません。人と比べて思い悩むのではなく、自分が楽しいと感じること、「人生のテーマ」を追求していけばいいのですから。

こうした生き方の先に、満足のいく人生のフィナーレ、すなわち死が用意されているのではないでしょうか？

ガンとの関わり方については次章で詳しく述べていくことにしましょう。

第四章　ガンが逃げ出す「人生のテーマ」の見つけ方

✻ガン患者の平均余命が三倍に

幸せにも「物差し」があるということを考えたことがあるでしょうか？　「幸せは測ることはできない」と考えている人が多いかもしれませんが、過去の幸せだった体験を思い浮かべ、順序をつけてみてください。

まず、「ああ、幸せだなあ」と感じたことを過去の出来事のなかから五つ挙げて、紙に記してみるのです。試験に受かったこと、賞を獲ったこと、恋人に出会ったこと、結婚したこと、仕事で初めて認められたこと……。

自分自身が幸せだと感じたことならばどんなことでも構いません。書き出したら、自分自身の「物差し」で順位をつけてみてください。「順番なんてつけられない」という人も、実際にやってみると案外とできるものです。そう、幸せにも物差しがある、測ることができるわけです。

納得のいったところで、この紙切れを胸のポケットに入れておき、一日一回取り出して声に出して読むようにします。

こうしたことを繰り返していくと、あなたの体に不思議なことが起こります。驚かれるかもしれませんが、免疫を司《つかさど》るリンパ球の数が増加し、ガンが消えていくのです。

これから詳しくお話ししていきますが、リンパ球は体内に発生したガン細胞を退治してくれる防御部隊（免疫細胞）に当たります。この防御部隊がしっかり働いてくれている状態を「免疫力が高い」と呼んでいるわけですが、「幸せだった日のことを思い出す」だけでも、じつは十分に免疫力が活性化されるのです。

楽しかったこと、うれしかったことを思い出して、微笑《ほほえ》ましい気持ちになったり、やる気が出てきたり……。このように過去に味わった幸せな感覚をイメージするだけで脳がホルモンを分泌《ぶんぴつ》し、その幸せだったときの体内環境が再現されます。

それは、私たちが普段なにげなく行っていることだと思いますが、ガンに罹った患者さんが意識的に行うようにすれば、それだけで免疫力が強化され、ガンが自然に退縮していくことも十分に考えられるのです。

初めて知った人は驚かれたかもしれませんが、これはガンの専門医であるアメリカのカール・サイモントン博士が考案した心理療法で、氏の名前を取って「サイモントン療法」と呼ばれています。

実際、この療法によってガン患者の平均余命が三倍、ほかの有名なガンセンターに比べて生存率が二倍になることが報告されています。

こうした事実から見えてくることは、生き方や考え方を変えることでガンを防ぐことができるということです。

いいかえれば、ガンの原因は自分自身の生き方や考え方のなかに隠されていることになります。その意味では、ガンは生き方の病気。当然、あなた自身の「人生のテーマ」に深く関わってくるでしょう。

ガンに罹った人は、それまでの「人生のテーマ」を変えることを余儀なくされるかもしれませんが、それは決してネガティブなものとはかぎりません。これからお話ししていくように、ガンは死に至る病とは必ずしもいえないからです。

日本のガン医療はこうした肝心《かんじん》な点を見落とし、多くの場合、悪者であるガン細胞をただ叩《たた》くことだけを治療として考えています。それはガンが怖い病気であるというイメージを患者さんに植えつけ、助長させることにもつながります。実際、多くの人がそう思っている(思わされている)でしょう。

この章では、皆さんのなかに染みついてしまったこうしたガンに対するネガティブな認識が少しでも改まるよう、様々な事実を挙げながら「人生のテーマ」とガンの関わりについてお話ししていきたいと思います。

✼ガンと「人生のテーマ」の関係

ガンは一九八一年以来、日本人の死因の第一位を独走しており、近年は若年性のガンも増えてきています。あとに続く脳梗塞や心筋梗塞と比べても、その伸び率は断トツです。

なかでも特に増えているのは大腸ガンであり、肺ガン、女性の乳ガンでしょう。大腸ガンは女性のガンの罹患率《りかんりつ》の第一位であり、乳ガンもそのあとに続くように年々増加傾向にあります。これらのガンが急増した原因は、戦後に広まっていった食生活の欧米化によるところが大きいでしょう。

一方、肺ガンについては、罹患率も死亡率も男女ともに増加を続けていますが、男性のほうが伸び率が高いようです。その主たる原因が喫煙にあることは、統計的に見てもかなりハッキリとわかってきています。

こうしたガンは、社会の高齢化が進むことで相対的に増えてきたと考えられていますが、乳ガンの好発年齢が三〇代後半から四〇代にかけてであるように、ガンの種類によって発症しやすい年代があることも、ある程度わかっています。

なかには胃ガンのように減ってきているガンもありますが（これはピロリ菌の胃ガンへの関与がわかり、退治できるようになったためです）、現代医療は大部分のガンをいまだ確実に減らすことができないでいます。過剰に恐れる必要はありませんが、自分には関係ないと考えるのは早計でしょう。

人はなぜガンに罹るのか？　どこまで防ぐことができるのか？　この点について理解しておくことは、ただ単に一つの病気が減るということだけでなく、私たち一人ひとりの「人生のテーマ」にもつながってくるでしょう。

専門家のように詳しくなる必要はありませんが、最低限知らなければならない、それでいて医者がなかなか教えてくれない基本を押さえておけば、ガンに罹ることがあったとしても、あまり慌てずに対処できるかもしれません。また、ガンに罹ることで自分自身の生き方や考え方を見直し、よりよい方向へ軌道修正していくきっかけにもなるはずです。

こうした点を念頭に置きながら、ガンを引き起こす原因について考えていきましょう。

✻ガンを生み出す「免疫の穴」とは

まず大前提として理解してほしいのは、「どんな病気にも必ず原因がある」ということです。もちろん、ガンもしかりです。私たちの体のなかでガン細胞が生まれ、育っていくには、それなりの理由があるのです。

その理由さえ見つけ出すことができれば、ガンを防ぐことも決して難しいことではありません。何度も繰り返しますが、ガンになったからといって人生が終わりというわけでは決してないのです。

図表3　最も強いストレスを感じる状況とは？

1位	職場や仕事上・学校での人間関係（31.3%）
2位	金銭面（13.0%）
3位	仕事や勉強の内容（11.9%）
4位	家族・子供との関係、家庭環境（11.0%）
5位	子育て・子供の教育（7.1%）

「日常のストレスに関する調査」（マイボイスコム株式会社、2007年）

ガンになった原因が存在しているのですから、その原因を見つけ出し取り除くようにする。それが予防医学の考え方です。まず考えてほしいのが、体を病気から守ってくれる免疫との関わりでしょう。

先ほどのサイモントン博士は、ガンの原因を「免疫機能に穴があいているからだ」とユニークな表現で説明しています。穴をあけているのは、ズバリいえば「過去の不幸な出来事」です。

ガンになった五〜一〇年前にさかのぼっていくと、たいていの場合、ストレスがたまるようなつらい体験をしていたことが確認できます。たとえば、肉親の死であったり、仕事上のトラブルや失敗であったり……必ずといっていいほど「思い当たる節《ふし》」が見つかるものなのです。

ストレスを感じている人を対象に行った「日常のストレスに関する調査」（二〇〇七年・マイボイスコム株式会社調べ）によると、職場や仕事上、あるいは学校での人間関係に「最も強いストレスを感じる」と回答が返ってきています。前ページの図表3に示すように、こうした人間関係のストレスが三一・三パーセントと断トツですから、多くの人は人づきあいに悩んでストレスをおぼえ、免疫に穴をあけているのかもしれません。

ガンになるということは、細胞がガン化してそのまま増殖していくわけですから、こうしたストレスを一定期間、強烈に感じることがあったということでしょう。

細胞がガン化すること自体は決して珍しいことではありませんが、この強いストレスを十分にケアできないまま放置しておくことで、免疫機能がフォローしきれなくなり、ガンの発症につながったと考えられるわけです。

そうだとすれば、まず何よりも穴をふさがなくてはなりません。つまり、ストレスを引き起こした原因がどこにあったかを理解し、それを取り除くことを考えるべきなのです。

✤早期発見・早期治療は役に立つか

こうした原因が取り除けなければ、免疫の穴はあきっぱなしであるわけですから、ガン細胞をうまく切除できたとしても、また再発してしまいます。

この免疫の穴を埋める作業が、予防ということになります。もちろん、サイモントン療法のように心理的な要素ばかりでなく、食事や喫煙のような生活習慣が穴になっていることもあるでしょう。

いずれにしても、穴がふさがらなければ根治《こんじ》にはつながりません。治療医学が行っている対症療法（手術、抗ガン剤、化学療法）だけではガンは治せないのです。

ガンになった原因を取り除かなければガンは再発する――誰に話してもわかっていただける話だと思うのですが、にもかかわらず、ガン医療の現場でこの種の取り組みがまったく行われていないのが現状なのです。

論より証拠、対症療法ではガンを根治できないことをハッキリと示した一つのデータを、ここで挙げてみましょう。

場所はアメリカ合衆国中央北部のミネソタ州、ミシシッピー川を挟んで州都のセントポール市とミネアポリス市が並んでいることから、両都市は「ツインシティ」と呼ばれていますが、ここで長期にわたって興味深い調査が行われています。

それは、レントゲン検査をしっかり行い、肺ガンの早期発見・早期治療に積極的に取り組んでいたセントポール市と、逆にこうした取り組みを十分に行っていなかったミネアポリス市のガン患者の死亡率を比較するというもの――。

普通に考えれば、早期発見できたセントポール市のほうが肺ガンの死亡率が減少していてしかるべきですが、一〇年後に両都市を調査したところ、驚いたことに、それぞれの死亡率はまったく変わっていなかったのです。

少なくとも肺ガンの治療に関しては、対症療法の一環として行われてきた早期発見・早期治療は、まったく役に立たなかったことになります。

一見すると意外な結果に思えるかもしれませんが、よく考えてみてください。後ほど詳しくお話ししていきますが、こんな大がかりな検査をわざわざ敢行しなくても、タバコをやめさえすれば、肺ガンの死亡率は減少するのです。つまり、予防をしっかりと行ったほうが明らかに成果が出ます。

日本のガンの専門医の多くは、こうした事実を直視することなく早期発見・早期治療をすすめ、ガン細胞を完全に叩く「根治療法」を続けているのです。

✲スーパーの閉店がガンの原因に

今度は私自身の臨床経験のなかから、患者さんの生き方を変えることでガンが消えたケースについてお話ししましょう。

私が外来を担当している病院の一つに、群馬県の「前橋温泉クリニック」がありますが、ここはその名の通り、温泉施設のなかに併設されたクリニックで、従来のガン医療に見放されたガン患者さんも数多くやってこられます。

私はここで定期的にアンチエイジング外来を開いているわけですが、あるとき、悪性リンパ腫に罹ったAさんという八〇歳代のおばあさんが受診に来られました。

いくらガンだといっても、年が年です。私から見れば、とても化学療法を適用できるような患者さんではなかったのですが、もともと治療を受けていた病院では、彼女に対してかなり積極的にガン治療を行っていたようです。

こうした治療の結果、とりあえずガンは治まったものの、体のほうも弱ってしまい、骨粗鬆症になったことで転倒。以後、病院で化学療法を続けることに疑問をおぼえるようになり、私の外来を受けに来られたのです。

私はじっくりとお話を伺ったうえで、「患者には治療法を選ぶ権利があるのだから、セカンドオピニオンをもらうといって、今後は化学療法を行うのは見合わせたほうがいいでしょう」と助言し、しばらくAさんの様子を見ることにしました。

私がガン治療の目安にしているのは血液中のリンパ球の割合。Aさんはつねに二五パーセント前後という平均的な数値で推移していたのですが、あるとき、どうしたわけか急に一四パーセントにまで下がってしまったのです。

この結果、ガンが再発！　これまで通っていた病院からすれば、当然、化学療法を再開するべきだということになりますね。

しかし、再発したということは、何らかの理由で免疫に穴があいたわけですから、まずはその理由を探さなければなりません。

Aさんに話を伺っていくと、すぐにピンと来る情報を得ることができました。自宅の目の前にあるスーパーが急に閉店してしまったというのです。

いったい何のことかと思われるかもしれませんが、Aさんにとってはこのスーパーに通うことが日課であり、ささやかな楽しみだったのです。

詳しく調べてみると、Aさんのリンパ球が一四パーセントに下がった日とスーパーが閉店した日が見事に一致していました。

スーパーの閉店といったところで、はた目には大したことではないように思われるかもしれませんが、これがストレスを生み、免疫に穴をあける結果につながった——こうした診断のもと、ガンの原因治療が始まったのです。

✼ガンはとてもシンプルな病気

ガンの原因治療といっても、三大療法を行わない私がとった処置は、一般的には拍子抜けしてしまうくらいシンプルなものでした。

【悪性リンパ腫を再発したAさんへの原因治療】

①新しいスーパーを探して毎日通ってもらう
②万歩計をつけて毎日外出し日の光を浴びてもらう
③免疫力をアップさせるため肉食をすすめる

この三つの治療（と呼べるかどうかはわかりませんが）のうち最も重要なのは、①の「新しいスーパーを探す」ということだったでしょう。なぜなら、それはAさんに新しい生き甲斐を提供することを意味するからです。

これも、「人生のテーマ」といっていいのです。

もちろん、これに付随して外出する機会も増えますから、万歩計でノルマを課して、毎日しっかりと日の光が浴びられるように指導もしました。

また、高齢になると肉を摂る機会が減りますが、タンパク質不足は免疫力の低下につながります。肉の摂りすぎはよくありませんが、粗食が多いお年寄りの場合、しっかり肉を食べたほうがプラスに働くケースが多いのです。

こうした治療を行った結果、Aさんのリンパ球は、何と三〇パーセントにまで増加！　リンパ腫も自然と治まってしまい、化学療法を受ける必要はなくなりました。

すっかり元気になったAさんは、いまでは病院に通うのはやめて、私の外来を定期的に受けながら健康管理を続けておられます。

こうして見ていくと、原因治療が決して難しいものでないことがわかるでしょう。注意して聞かなければ聞き逃してしまうようなささいなことでも、往々にしてその本人にとって大事なことはいくらでもあります。

それは本人も気づいていないことかもしれませんが、何かの拍子でその大事なものを失い、生活のリズムが狂ってしまうことでストレスが生まれ、結果として免疫力が低下する、場合によってはガンに罹る、再発する、ということになるのです。

これまでお話ししてきたように、一般のガン医療はこうした原因治療を無視して、ガン細胞を叩くことだけを考えます。

その結果、正常な細胞も叩くことになり、かえって体にダメージを与え、ガンから身を守るはずの免疫力すら低下させることになるのです。

こうした治療は、前章で指摘した高血圧や糖尿病の治療とまったく同じ問題を抱えていることがおわかりになると思います。

どちらも目で見て確認ができる検査の数値だけに意識が向かっていて、数値に表れないものについては一切見ようとしていません。何やら「人生のテーマ」を見失ってしまっている人の生き方とも重なってくるように思えませんか？

ガンの予防というと、ガンに罹っていない大部分の人にとっては漠然としていて、なかなか実感が伴わないのかもしれませんが、Aさんの治癒例を見てもわかるように、生き方をほんの少し見直すだけでも大きく変わる可能性があるのです。

これまでの生き方を見直す→「人生のテーマ」を見つける→結果としてガン予防につながる

このような図式にして見れば、ガン予防も生き方の問題であり、もっとシンプルにとらえられるようになるのではないでしょうか。そこで大きな役割を果たしているのは、やはり「人生のテーマ」なのだということもわかるはずです。

✲肥満解消がガン予防の第一歩

ここまでガンとストレス、そして「人生のテーマ」との関係について見てきましたが、ガンの原因はほかにも様々なものが考えられます。真っ先に挙げられるのは、いったい何だと思いますか?

これも意外に思われるかもしれませんが、じつは「太っている」ということ。そう、肥満がガンの原因になりやすいのです。

具体的にいえば、運動不足による肥満で発症リスクが高まるのが大腸ガンや乳ガン。また、ピロリ菌の保有者が塩分を摂りすぎると胃ガンに罹りやすくなるほか、乳ガンについては閉経後の肥満が要因の一つと考えられています。

アメリカ・ガン研究財団(AICR)も「肥満が年間一〇万件のガンを誘発している」という研究報告を発表しているほか、ほかの機関の研究には運動不足の人のほうが運動している人よりもガンに罹りやすいという報告もあります。

ですから、メタボの傾向がある人はまずやせる。

ガンを防ぐためといいちいち考えなくても、シェイプアップすることが結果的にガン予防になるのです。

もちろん、肥満を解消すればメタボのリスクも減少するので、ガン以外の病気を防いでいくことにもつながるでしょう。

太っているかどうかが基準になるわけですから、ガンを防ぐための指標としては、ストレスとの関わり以上にわかりやすいと思いませんか?

また医者にとっても、一日でリスクが確認できるので、診断がとても容易です。太った患者さんを見たらまず「やせる指導」をするべきなのです。

「医者の不養生《ふようじょう》」という言葉がありますが、お医者さんが太っていて、自己管理に苦しんでいるようでは話になりません。そうした医者は、治療医学だけでなく、予防医学の知識も身につけておくべきでしょう。

なお、やせるための方法としては、本書を参考に「野菜や果物を多めに摂ること」「断食をすること」をまず実践するようにしてください。

断食の効果については、私自身、長寿遺伝子の研究を長年続けてきたこともあり、多大な関心を寄せています。

断食セミナーを開いているところも多いので、ダイエットも含めてしっかりと体質改善していきたい人はトライするのもいいでしょう。

やせることは身も心も身軽にしてくれますから、「人生のテーマ」を追求するうえで大きな後押しをしてくれるはずです。

いや、「人生のテーマ」を追求することの意味がわかってくれれば、ごく自然に自己管理ができてきますから、肥満の問題も改善されやすくなるといったほうがいいかもしれません。ただやせることを考えるよりも、そのほうが人生もずっと充実してくるでしょう。

✻「発ガン物質」とガンの関係

食べ物の話が出てきましたので、ここでガンと食べ物との関係についてもう少し詳しく考えていきたいと思います。

ガンの原因として、いわゆる「発ガン物質」があることはご存じでしょう。人に対する発ガン性が確認されているものを指していますが、アルコール飲料、タバコ、焦げた魚、紫外線、塩漬けの肉、ダイオキシン、ヒ素、アスベスト、カドミウム、六価クロム、放射線など、かなりの数に上ります。

細かく見ていくと、私たちの身のまわりは発ガン物質だらけということになりますが、発ガン物質を摂ったからといって、すぐにガンになるわけではありません。

それぞれに発ガン性があったとしても、ガンにならない人もいれば、なってしまう人もいる——その差はいったいどこにあるのでしょうか？

サイモントン療法のエピソードを挙げるまでもなく、そこにはその人が日常で蒙《こうむ》っているストレスが関係しているのですが、それがすべてではないことはお話ししてきた通りです。

ここでは「寄与率」という考え方をもとに検討しましょう。

寄与率とは、何がどれだけ発ガンに関与しているのかを数値化したものですが、世界ガン研究基金の報告（二〇〇七年度版）によると、その三五パーセントが食事、三〇パーセントが喫煙という結果が出ています。

タバコの三〇パーセントという数字も大きいですが、喫煙しない人にとっては無関係。食べ物の影響がとても大きいことが改めてわかると思いますが、食べ物にただこだわるだけでガンが防げるというわけではもちろんありません。

ここまでの私の話をふまえながら、「ガンになってしまうような食事の摂り方をしてきたのはなぜなのか？」、まずこの点を考えてみてください。

喫煙についても同様です。寄与率のデータの背後には、いうまでもなくあなたのそれまでの生き方が隠されています。食べ物や喫煙が直接の原因ということではなく、それらを含めた生き方のなかにガンの原因があったはずなのです。

そうです、ここでも大事になってくるのはやはり「人生のテーマ」です。食事の内容が気になる人は、まず「人生のテーマ」を見直すことを中心に据えて、そのうえで「どんな食事の摂り方をしてきたのか？」を問うといいでしょう。

繰り返しますが、生き方のなかに食べ方があるのです。それがわかってくれば、食事を変えることの意味ももっと深く理解できるようになるはず。人によっては、あまりこだわりすぎないほうがいいと感じられるようになるかもしれません。

発ガン物質を一つひとつ気にして神経質になるよりも、好きなことができているか、ワクワクした気持ちで過ごせているか、そうした点に目を向けていきましょう。

✲ガンを防いでくれる食べ物とは

もちろん、「人生のテーマ」を実現させていくためには、第一章でお話しした「健康長寿のサステナビリティ」も重要になってきます。

好きなことをずっと続けていくために、体調管理に努め、食事にも気を配っていく――先ほどの肥満の話もそうですが、こうした意識があれば、一見すると面倒に思える食事の改善にもモチベーションが湧いてくるはずです。

たとえば、出勤する前に自家製の生野菜ジュースを飲んだり、昼ごはんに焼き魚定食をチョイスしたり……。第五章で「人生のテーマ」を実現する食事法について解説していますから、こちらを参考にしてください。

また、先ほど私は「やせるための方法」として、野菜や果物を多めに摂ることを挙げました。やせることがガンの予防につながることはお話ししましたが、じつはこれらの食材そのものにも、ガンを予防するエッセンスが詰まっています。

その一つが、活性酸素を除去する優れた抗酸化作用です。

図表4　ガンの予防効果を高める「デザイナーフーズ」

アメリカ国立ガン研究所（NCI）で選ばれたガン予防効果の高い食品で、上部にいくほど効果が高くなります。最もガン予防効果が高いとされるのがニンニク、それに続くものがキャベツ、ショウガ、セロリ、タマネギなどに含まれるファイトケミカルの一種でもあるイオウ化合物です。

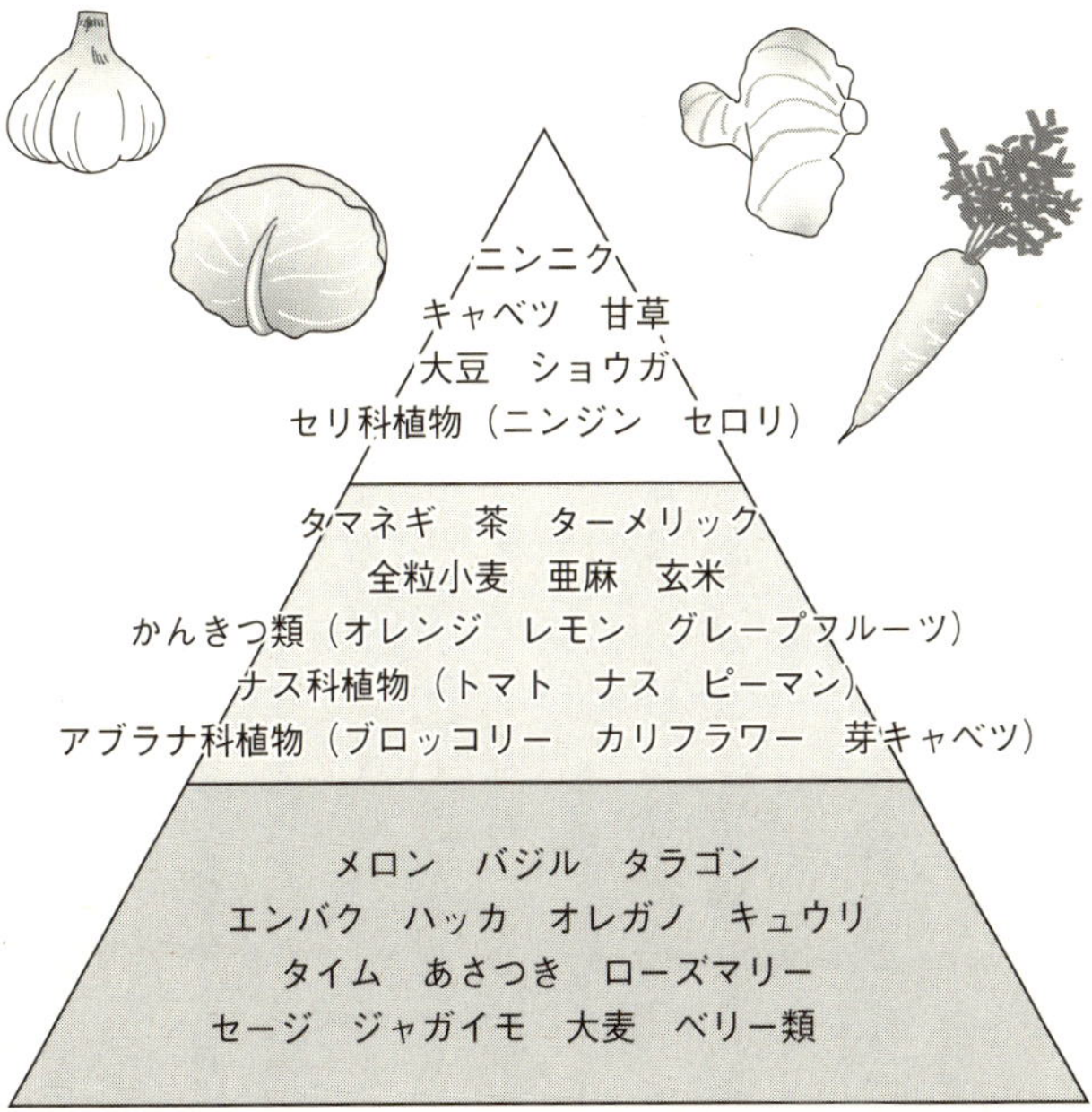

活性酸素がガンを引き起こすメカニズムについて、ここで簡単に解説しておきましょう。細胞レベルで見た場合、ガンが発生するのは、遺伝情報を司るDNAに傷がついてしまうからだといわれています。

このDNAに傷をつける原因の一つが活性酸素で、一般的には、ストレス、食品添加物、アルコール、タバコ、排気ガス、そして紫外線などによって発生すると考えられています。前述の発ガン物質とも重なる点が多いことがわかるでしょう。

ただ、活性酸素によってDNAが傷ついたところで、それがすべてガン化につながるというものではありません。SOD（スーパーオキシドディスムターゼ）のような酵素や、食品に含まれる抗酸化作用の強い成分がガンを無害化してくれるからです。

野菜や果物をたくさん摂る、もっといえば毎朝、生野菜ジュースを飲むというだけでも十分に効果はありますが、もう少し具体的に知りたいという人は、アメリカ国立ガン研究所が発表した「デザイナーフーズ」を参考にするといいでしょう。

前ページの図表4にあるように、ピラミッド型の図のなかを大きく三段階に分け、三〇種類以上の野菜や果物が挙げられています。

重要度の高い食品のなかで特になじみが深いのは、ニンニク、キャベツ、大豆、ショウガ、ニンジン、セロリあたりでしょうか。

これらの食品に次いで重要度が高いのが、タマネギ、茶、玄米、オレンジやレモンなどのかんきつ類、トマト、ナス、ピーマン、ブロッコリー、カリフラワーなど。生野菜ジュースの材料にできそうなものもずいぶんありますね。

食べる量の目安としては、野菜は両手のひらにのる程度、果物は片方の手のひらにのる程度と考えるようにしてください。

肉食を否定する必要はありませんが、現代人は、肉類、ごはんやパンに食事が偏りすぎています。これに砂糖と油（脂）が加わりますから、肥満やメタボにもなりやすく、ガンのリスクがさらに高まってしまいます。

デザイナーフーズはあくまで目安ですから、あまりこだわりすぎず、あなたの生き方の根幹につねに「人生のテーマ」を置いておくこと。そうした意識を大事にしながら、日頃の体調管理の一環として野菜や果物を食べる割合を少しずつ増やしていく――こうした点を心がけるようにするといいでしょう。

✤禁煙だけで予防できるガンの種類

ここまでお話ししてきた食べ物以上にハッキリとガンとの因果関係がわかっているのが、寄与率で三〇パーセントにも及ぶ喫煙です。

タバコをやめられないという人も少なくないと思いますが、喫煙とどう向き合っていけばいいのか？　もっといえば、どうしたら無理なくやめられるのか？「人生のテーマ」と重ね合わせながら考えてみたいと思います。

先ほどアメリカ・ミネソタ州の「ツインシティ」で行われた肺ガンとレントゲン検査の関係について触れましたが、アメリカでは、国が喫煙を制限する指導に乗り出したところ、肺ガンの死亡率がハッキリと減少しました。

興味深いことに、タバコの消費量が減少したのを追いかけるようにして、おおよそ二〇年後に肺ガンの死亡率も減少するようになったのです。

この二〇年のタイムラグは、そのまま肺ガンの潜伏期間と考えていいでしょう。

タバコを吸いさえしなければ、肺ガンのリスクは大幅に軽減するのです。大がかりな予算をかけてレントゲン検査を行うよりも、予防のほうが大事であることを如実に物語っている事例といえるのではないでしょうか？

また、顔がそっくりな一卵性双生児の追跡調査でも、片方が長年タバコを吸い、もう片方がまったく吸わなかった人たちを比較していくと、二人の表情があまりに違ってしまうことが確認されています。

スモーカーズフェースという言葉がありますが、タバコを吸っているほうが顔も黒ずんでいて、歯も汚く、シワが多いなど、明らかに老化が進んでいるのです。アンチエイジングのためにタバコが悪いのは明らかでしょう。

なお、タバコといえば肺ガンというイメージが強いかもしれませんが、実際には喉頭《こうとう》ガン、咽頭《いんとう》ガン、甲状腺《こうじょうせん》ガンなど、ほかの部位のガンのリスクも高まることがわかっています。喉頭ガンに関しては、吸わない人の三・三倍もリスクが高まりますが、これは肺ガンの二・三倍を大きく上回っています。

また、肺気腫《はいきしゅ》、大動脈瘤《だいどうみゃくりゅう》、気管支喘息《ぜんそく》、気管支拡張症、胃潰瘍《いかいよう》など、ガン以外の病気に罹るリスクも高くなります。

喫煙している人はストレス解消の一つとしてとらえているのかもしれませんが、正直なところ「百害あって一利なし」というのが医学的な見解といえます。

前章でタバコを「ソフトドラッグ」と呼びましたが、常習することによるリスクは、砂糖や油を使った菓子類、揚げもの、ジャンクフードなどの「マイルドドラッグ」よりもさらに高いといえるでしょう。

喫煙がどうしてもやめられないという人は、ストレスケアの仕方を見直し、ぜひタバコのある生活から離れるようにしてください。

なぜガンになってしまうほどたくさんのタバコを吸ってしまうのか？　――そこに考えな

くてはならない一番のポイントがあることは、すでにお話ししてきましたね。

「人生のテーマ」さえ持っていれば、喫煙ばかりに依存することはなくなります。タバコをやめようやめようとそればかりを考えるのではなく、タバコを吸わなくても平気でいられるような生き方についてまず考えるべきなのです。

✲ガンの五つの原因とは何か

どうでしょうか？　「人生のテーマ」を重ね合わせることで、ガンとの向き合い方がかなり明瞭《めいりょう》になってきたのではないでしょうか？

ここで、一般的に知られるガンの原因について、次のように整理しておきましょう。

一　ストレス
二　肥満
三　喫煙
四　アルコール
五　感染

このうち五の感染については、胃ガンはピロリ菌、肝ガンがB型・C型の肝炎ウイルス、子宮頸《しきゅうけい》ガンはヒトパピローマウイルス（ＨＰＶ）と、それぞれの部位のガンに特定の菌やウイルスが関与していることがわかっています。

ただし、これまでの事例と同様、これらの病原体に感染したからといって即、ガンが発症するというわけではありません。

先ほど紹介した世界ガン研究基金の報告でも、食事と喫煙については、ガンへの寄与率がそれぞれ三五パーセントと三〇パーセントという非常に高い割合でしたが、感染については一〇パーセントと推計されています。

同様に、四のアルコールについても、飲みすぎれば食道ガンや肝ガンのリスクが高まることがわかっていますが、寄与率はわずか三パーセント。アルコールは三の喫煙とともに常習性が問題になる「ソフトドラッグ」の一つに数えられるわけですが、リスクについてはかなり差があることが示唆《しさ》されるのです。

こう考えていくと、やはり、「あなた自身の生き方のなかにガンを生み出す要素がある」と考えたほうが本質的だといえるでしょう。

一のストレスは、まさにその生き方に深く関わってくるものですし、二の肥満についてては、食生活の乱れと運動不足が大きく関係しています。この二つを改善するだけでも生き方を変えていけることは、すでに繰り返してきた通りです。

これに加え、体への影響があまりに大きい喫煙はすぐにでもやめるようにし、アルコールについては飲み方を見直してみる。やはり、依存症と呼べるような無茶な飲み方はストップする必要があることはいうまでもないでしょう。

私が専門としている予防医学、アンチエイジング医学の立場からいえば、これで十分にガンを防ぐことができるといえます。つまり、生き方を見直す、そのなかでここに挙げたようなリスクは自然と軽減していくということです。

もちろん、「人生のテーマ」を確立していれば、一〜四をコントロールするのは比較的容易ですし、結果的に免疫力も高まって、五も免れることになるでしょう。

予防というのは、何かやりたいことをガマンしたり、不安にかられて専門家の言葉をただ鵜呑《うの》みにしたりすることではありません。

自分にとって心地よい、楽しい生き方とは何かをつねに問いかけ、そのためにできることを少しずつ実行していく——こうした日々の積み重ねが、医学的に見た場合、予防という概念に結びつくといえるのです。

✲ガンと共存して大統領を一四年も

こうした理解を深めると同時に、「ガンは死病ではない」という点についてもしっかりと認識しておく必要があります。ガン＝死という観念に頭のなかが支配されていると、その恐怖が強いストレスを生み、ガンを進行させてしまう可能性もあるからです。

冷静に事実を見つめてみましょう。ガン患者さんの五年生存率は、部位によって異なりますが、四～五割くらいだといわれています。

半分も死んでいるととらえるのか、半分は生きているととらえるのか。その亡くなられた半数の方も治療医学を受けたケースが多いでしょうから、予防医学的な対処ができていれば、違った運命が待っていたかもしれません。

私が以前所属していた東京都老人医療センター（現・東京都健康長寿医療センター）には約七〇〇〇例もの剖検《ぼうけん》例（亡くなった人を病理解剖《かいぼう》したデータ）がありますが、興味深いことに、剖検した方の五五パーセントがガンに罹っていました。

ガンに罹っていたということは、ガンで亡くなったということではなく、ほかの理由で亡くなられたということです。いいかえれば、本人が気づいていなかっただけで、ガンと共存していたのです。

先ほどのアメリカ・ミネソタ州での肺ガン死亡率のデータもそうですが、治療と称してこうしたガン細胞を死滅させてしまうことにどこまで意味があるのか？　予防医学的な処置を施《ほどこ》しながら、場合によってはガンと共存していく形であっても、十分に充実した豊かな人生を送ることができるのではないか？　それは、ここまでお話ししてきたような生き方に関わる問題です。

たとえば、一九八〇～九〇年代に活躍されたフランスのフランソワ・ミッテラン大統領にまつわる次のようなエピソードをご存じでしょうか？

ミッテラン大統領は、フランスでは「国の父」と讃《たた》えられたシャルル・ド・ゴール第五共和政初代大統領に次ぐ評価がなされていますが、驚くことに大統領に就任した一九八一年に前立腺ガンに侵され、しかも骨転移していたというのです。

ガンの進行でいえば、最も深刻なステージ四に当たる状態です。

通常ならば大統領職などもってのほか、生命を失う危険すらあるわけですから、すぐに辞職し、入院→治療という流れになるでしょう。

しかし、ミッテラン大統領はガンに罹っていることを一切公表せず、ガンと共存しながら、一四年にもわたり大統領職を務め上げたのです。

✿ガンに罹った人の心と体を診ると

誰にでも真似ができることとはいえませんが、本人に強い使命感、生きる意欲があれば、重度のガンであっても延命できるということです。延命どころか、歴代のフランス大統領のなかでもトップレベルの業績を残した人物として、ミッテラン大統領は評価されています。

発病して一一年後の一九九二年には、激務の合間を縫って、当時戦乱の渦中にあったサラエボを電撃訪問しています。

大統領ですから、優秀な医療スタッフが陰で支えていたのだと思いますが、ステージ四のガン患者が激務をこなしながら一五年近くも延命するというのは、現代医学の常識からしてもなかなか考えられないことです。

少なくとも、化学療法に依存した治療を続けるだけでは、いくら大統領に使命感や生きる意欲があったとしても、ここまで生命を支えることはできなかったはずです。おそらく、体に負荷のかかる化学療法は最小限に抑え、予防医学的な処置を取り入れながら、大統領の健康をサポートしていたのでしょう。

残念なことですが、日本ではとてもできることではないと思います。実際、大平正芳《おおひらまさよし》元首相や小渕恵三《おぶちけいぞう》元首相のように、在任中に病《やまい》にたおれ、亡くなった方も少なくはありません。

治療医学の専門家は、ガンという病変しか見ようとしませんから、その枠組みのなかで対処するしかありません。ガンに罹った人の心と体もトータルで診ることができて初めて最善の処置ができるのです。

一国の大統領というと自分とは縁遠い存在のように思えてしまうかもしれませんが、あなた自身、日々のハードワークに追われながら、どのように体調管理をしていったらいいのか頭を悩ますことも多いはずです。

しかしガンは、ほかの生活習慣病と同様、ある日突然発症するものではありません。毎日の生活のなかで形成されていくものです。ストレスとうまく向き合いつつ、本書でお話ししたように食事や運動を見直し、職場環境を改善するなどして、自分自身の健康や生命力をキープしていきましょう。

その際にも援護射撃をしてくれるのが「人生のテーマ」。きっと、生き生きとした生命力をあなたに与えてくれるはずです。

第五章　「人生のテーマ」を実現する食事法

✼毎日の食事にもテーマが必要に

これまでの章では、職場環境の改善、趣味を持つこと、病気（ガン）と向き合うことなど、様々な事例を挙げながら提案をしてきました。

ただ好きなことを続けるだけでは幸福な人生が送れるとはかぎりません。もっと長期的な戦略を持って人生をクリエイトしていきましょう。

その際に核となるのが、「人生のテーマ」を持つこと。

目の前の仕事（短期戦略）と将来への展望（長期戦略）を同時に意識しながら、自分のしたいことを実現させていくのです。あるいは、いま元気に過ごしているお年寄りの生き方から健康長寿の秘訣を学び、これを真似るようにすることも大事でしょう。

ここまでの解説でこうした生き方についてはイメージできたのではないかと思いますが、意外と見落とされてしまっているのが毎日の食事です。

食べているものの内容を見直し、しっかり健康管理をしていくことは、「人生のテーマ」を確立させる土台になるだけでなく、いま自分自身が活動するための原動力になります。ここでも、人生の短期戦略と長期戦略が同居していることがわかるでしょう。

食事の摂り方次第で仕事の質も生活の質も変わる（短期戦略）
←その積み重ねが将来の健康長寿につながっていく（長期戦略）

読者の皆さんは、こうした関係性をどれくらい意識しているでしょうか？　まず理解してほしいのは、「毎日の食事にもテーマが必要」ということです。

そのテーマとは、短期的には体調を改善し毎日を快適に過ごすためのものですから、日々の生活のなかで無理なくできることでなくてはなりません。そしてそれこそが、皆さんが確立しようとする「人生のテーマ」を強力にサポートしてくれるのです。

ときどき思い立ったようにダイエットしたり、サプリメントを摂り始めたりしても、それはテーマのない一過性の健康法にすぎません。いくら効果的なものであったとしても、続けていかないことには、本書でお伝えしてきたサステナビリティにつながらないからです。

そうではなく、こうすれば心地よいと感じられることを、ストレスに感じない範囲でコンスタントに実行する。できれば、自然に実行できるような習慣を作る。

基本的には自分の体を通じて徐々に体感していくことですから、過剰に効果を求めたりせず、柔軟な姿勢でのぞむようにしてください。そのくらいの肩ひじの張らない感覚で続けるほうがかえって効果は得られるでしょう。

では、実際にどんなことを実行していけばいいのか？　一人ひとりの生活環境は異なりますが、私は最低限、次の点について考える必要があると思っています。

一　毎朝、出勤する前に何を食べていけばいいのか？
二　間食が欲しくなったらどうすればいいか？
三　昼食には何を摂るといいのか？
四　外食する際に気をつけることは何か？
五　アルコールはどのくらい摂っていいのか？
六　サプリメントはどのくらい摂取したらいいのか？

もちろん、「好きなことをして長生きする」ために最も大事なのは「人生のテーマ」であるという本書の主張は変わりありません。

この点に本質があるということをしっかりと頭に入れたうえで、この章でお話しする「人生のテーマ」を実現する食事法を参考にするといいでしょう。「食事のテーマ」が「人生のテーマ」につながってくることが実感できるはずです。

✻食べないほうが元気になれる？

一日を人生にたとえた場合、なにげない日常のなかにも「こう過ごしていこう」というテーマが必要になってくることがわかると思います。ただ、このテーマの核になるのが食事であるという点についてはは意外に認識されていないかもしれません。

一日単位で「人生」を見ていくと、食べているものの体に及ぼす影響がいかに大きいかがわかります。体に影響が及ぶということは、もちろん仕事にも、そのほかの日常生活にも影響が及ぶということ。

こうしたつながりについて、一日の流れにそって見ていくことにしましょう。

まず前ページの一の「朝ごはん」についてですが、皆さんは朝目が覚めたあとにどんなものを食べているでしょうか？　いろいろな考え方があると思いますが、長寿との関係で考えた場合、最大のネックになるのは「食べすぎ」です。

朝ごはんを含め、三食しっかり摂ることにどこまで意味があるのか？　――まずこの点を問うことから始めていきましょう。

たとえば、通常のエサを与えたグループとカロリー制限したエサを与えたグループを比較する動物実験がありますが、これによると、後者のカロリー制限をした動物のほうが病気に罹らず、寿命も延びることがわかっています。

こうした実験はマウスをはじめ様々な動物で行われていますが、なかでもよく知られているのは、アメリカのウィスコンシン大学で行われた二匹のアカゲザルによる実験でしょう。

この実験では、摂取カロリーを七〇パーセントに制限しているカントというサルのほうが、カロリー制限していないオーエンというサルよりも毛の色つやが明らかによく、元気に動き回っていることが観察できます。

二〇〇四年の段階で、この二匹のアカゲザルは、人間の年齢に換算して七〇～八〇歳の高齢になっていましたが、カントのほうは相変わらず若々しく、反応も機敏。これに対し、オーエンはすっかり老け込んで終始ボーッとした状態で、見る者に大きなショックを与えました。

これは、人間に対しても同じことが当てはまると考えられます。

栄養学の常識とは異なりますが、食べることよりも食べないことのほうが体にとってプラスに働くケースがあるのです。どれくらいカロリー制限をしたらいいのか明言はできませんが、「腹七分目」くらいが一つの目安でしょう。

食べないことでここまで健康状態に差が出てくるのは、細胞の核のなかにある長寿を司る遺伝子（長寿遺伝子）が活性化するからです。

別の研究で、老化や長寿の二五パーセントは遺伝的要因、七五パーセントは環境的要因によって支配されていることがわかっていますから、長寿遺伝子を活性化させるには環境的要因、とりわけ毎日の食事を改善していくことが早道であることがわかるでしょう。

忙しい朝にわざわざ朝ごはんを作って食べる必要がどこまであるのか？　それは本当に体にいいことだといえるのか？　――これから食事の改善を始めていこうという人は、まずこうした点から考えていってほしいのです。

✻一日の始まりは生野菜ジュースで

ややまわりくどい言い方になってしまいましたが、私は「朝ごはんを絶対に摂るな」といいたいわけではありません。カロリー制限を心がけたほうがいいことは確かですが、単純に「朝ごはんを抜きさえすればいい」というものではないからです。

先ほどの動物実験にしても、制限したのはカロリーのある炭水化物、タンパク質、脂質だけで、ビタミンやミネラルなどの微量栄養素は一切減らしてはいません。いいかえれば、カロリー制限をしている状況下でも、ビタミンやミネラルはコンスタントに摂る必要があるということです。

この点をふまえれば、改善ポイントは次の二点になるでしょう。

①カロリー（炭水化物・タンパク質・脂質）の摂取を減らして、空腹時間を作る
②ビタミンやミネラルなどの微量栄養素はしっかり摂る

この二つのポイントを満たすいちばん楽な方法は、「野菜や果物をたっぷりと摂る」ということです。日中、外で働いている人は、野菜や果物をなかなか摂れませんから、出かける前に自家製の生野菜ジュースを飲む習慣をつけるようにしてください。これが、健康長寿を手に入れる食事の基本です。

自家製といってもミキサーを使えばほんの五分で作れますから、冷蔵庫に材料さえ常備しておけば、一人暮らしの人でも簡単に実践できます。

私自身、朝の生野菜ジュースを健康管理の柱の一つに位置づけ、出張で家を空けるときを除いて、毎日欠かさず摂るようにしています。私にとって、この生野菜ジュースが「朝ごはん」といっていいでしょう。

バリエーションは様々ありますが、材料の基本になるのはリンゴと二種類の野菜。いちばんよく使っている野菜は、ほうれん草や小松菜などの青菜、ニンジン、ブロッコリーあたりでしょうか。

図表5　「白澤式」生野菜ジュースの作り方

材料例：リンゴ（1個）　小松菜（1束）　ニンジン（1/2本）
水（500ml）

1　野菜や果物を適当な大きさにカットしてミキサーのなかに入れる
2　水を加えて30秒ほど攪拌《かくはん》する
3　ジュースをジョッキに注いだらできあがり！

※分量はあくまで目安です。好みによって各自で調整してください。
※アボカド、バナナなどを加えると、腹持ちがよくなります。
※好みにより、ミカンなどのかんきつ類、ヨーグルトや調整豆乳などを加えても構いません。

ブロッコリーはゆでて食べる人が多いと思いますが、生のままミキサーにかけても問題はありません。アメリカでは生のほうがスタンダードです。一般に思われている以上に栄養価の高い野菜ですから、なるべく常備しておくといいでしょう。

このほか、アボカド、バナナ、ミカンなどのかんきつ類を加えるのもおすすめです。水の量を減らし、ヨーグルトや調整豆乳などを入れても構いません。

朝の時間帯にミキサーでジョッキ一杯分の生野菜ジュースを作り、これをゆっくりと飲み干していく。ゆっくりといってもジュースを飲むだけですから、一〇～一五分もあれば十分。慌ただしい朝にも、これくらいなら実践できますね。

身支度をしたり、テレビでニュースを見たりしながら、この生野菜ジュースを摂るようにするだけで、日中の食事で摂取しにくいビタミンやミネラル、食物繊維などの栄養素が効果的に補給できます。

朝は一杯の生野菜ジュースから始める——たったこれだけの心がけが、そのあとの一日の過ごし方に大きく響いてきます。決して大げさでなく、このささやかな習慣づけで、あなたの一日の質が大きく向上するのです。

前ページの図表5で作り方を紹介していますから、ぜひトライしてみてください。

✲朝一番の「甘いもの」は要注意

生野菜ジュースを朝ごはんにおすすめするのには、ビタミンやミネラルの補給という点以外にもとても大事な理由があります。それは、食物繊維が豊富に含まれているため血糖値の急激な上昇が抑えられ、インスリンの過剰分泌を防ぐ効果があるということ。

朝の目覚めに糖分（甘いもの）を摂ることをすすめる人がいますが、砂糖が入ったものを口にすると血糖値が一気に上昇してしまいます。その結果、確かに目が覚めて元気にはなれますが、それは一時的なこと。後述していきますが、やがて元気が失われ、無性にイライラし始めます。

このイライラがあなたの心を不安定にさせ、仕事の能率を著しく低下させてしまいます。しかもそれは、連鎖反応のように広がっていきます。

なにげなく口にするもので一日の過ごし方が左右されてしまうのですから、この点はしっかりインプットするようにしてください。

また、こうしたメンタルへの影響だけでなく、糖分の摂りすぎは、高血糖や肥満の原因にもつながっていきます。

血糖値は、血液中の糖分の濃度を指します。そして糖分は通常、膵臓《すいぞう》からインスリンというホルモンが分泌されることで全身の細胞に運ばれ、活動エネルギーに変換されます。

つまり、インスリンによって糖分が細胞に取り込まれるため血糖値は下がりますが、過剰に糖分を摂取する状況が続くとインスリンの分泌が追いつかなくなり、やがて血液中に糖分があってもエネルギーとして使えなくなります。

こうした血糖値が下がらない＝高血糖の状態が慢性化すると、やがて糖尿病が発症するようになります。また、高血圧や高脂血症などと複合することでメタボリックシンドロームが引き起こされ、動脈硬化、心筋梗塞、脳梗塞などの原因になります。

糖分の摂りすぎは、短期的に見るとメンタルに、長期的に見ると血管系のトラブルにつながっていくと理解しておくといいでしょう。

お気づきかもしれませんが、高血糖・高血圧・高脂血症というメタボの諸症状は、どれも血管のトラブルに関与しています。

健康診断の数値が基準値の範囲内であったとしても安心はせず、甘いものの摂りすぎ、広い意味では食べすぎにはつねに注意すること。なかでも、砂糖のように精製した糖質は吸収がとても速いため注意が必要です。

朝起きて甘いものを摂るということは、じつはかなりリスクを伴うことでもあるのです。

✲朝ごはんのパンもイライラの原因

ただ、甘いものの摂りすぎはよくないと思っている人のなかにも、次のような朝食パターンが多いのではないでしょうか。

①朝は忙しいので出勤前のトーストにコーヒーだけ
②出勤時にコンビニエンスストアに立ち寄って菓子パンかサンドイッチを買い、急いでつまんでから仕事に取りかかる
③駅の売店でシリアルバーを買って、電車が来る前に慌てて口に放り込む

こうした食事を続けていると、朝から思ったようにエンジンがかからず、仕事の能率が上がりません。

なぜなら、ここに挙げたパン類や菓子類は、どれも精製した小麦粉から作られているため、主成分は砂糖と同じ糖質です。しかも、砂糖もかなり使われています。血糖値を急激に上げるという点で、甘いものとさほど違いはありません。

「甘いものは太るから体によくない」と思っている人でも、パンくらいなら大丈夫だろうと思って口にしていたのではないでしょうか？

食べたものは胃から小腸へと運ばれ、血液中に吸収されますが、二時間もすると胃が空っぽになり、血糖値が一気に下がります。

たとえば、朝ごはんにコンビニで買ったパンを食べた場合を考えてください。通勤中はそれでしのげるかもしれませんが、会社に着いてこれから仕事に取りかかろうという頃に血糖値が下がり始めるわけです。

そうなると急にイライラし始め、集中して仕事ができなくなります。本人は自分の仕事の進め方が悪いからだとか、職場環境に問題があるからだとか思っているかもしれませんが、じつは朝に食べたものが直接の原因というケースも多いのです。

しかも、血糖値が急激に下がってくるとやる気も落ちてきますから、何とか元気を出そうとして、また甘いものに手が伸びることになります。

これは一五八ページの二の間食の問題にもつながってきますが、一〇時頃になると無性に甘いものが食べたくなるという人は、その日、朝ごはんに何を食べたか思い出してみてください。パンやチョコレートのような菓子類を口にしていませんでしたか？

この時間帯にまた甘いものを口にすると、一時的に元気にはなれますが、二時間もするとまたガクンと落ち込むことになるでしょう。そう、血糖値を上げて元気を出すため、お昼にまた糖質がたくさん欲しくなるのです。

こうした傾向のある人は、カレーライスやチャーハンのように、ごはんがたくさん食べられるメニューを昼ごはんとして選ぶことが多いでしょう。

コメのごはんは、小麦粉でできたパンや麺《めん》類に比べると血糖値の上昇はゆるやかですから、血糖値が落ちてしまっている人は大盛りのごはんをドカ食いし、量を摂ることで、何とか元気を取り戻そうとします。

そうやってガツガツ食べると、満腹感も得られ元気は出てきますが、また二時間もするとガクンと血糖値が落ちてしまうでしょう。お気づきのように、そこでまた甘いものが無性に欲しくなってしまうわけです。

食事をしているかぎり血糖値の上がり下がりは自然なことですが、こんな食習慣を続けていたら、その上がり下がりが、かなりアンバランスになります。

朝から晩まで血糖値の上がり下がりに影響を受けてしまうわけですから、気持ちも不安定になりますね。もちろん、こうした過剰な糖質の摂取が日常化することで、メタボのリスクも高まるでしょう。

朝ごはんの摂り方一つが体調に大きな影響を与え、一日のコンディションを支配してしまうことになるのです。

✻パンの食べ方を知らない日本人

一日を左右する大事なポイントなので、朝にパンを食べることのリスクについてもう少し考えてみることにしましょう。

こうしたパン食の問題点としては、あまり嚙《か》まずにすぐに飲み込めてしまうことが挙げられます。おそらく五分もあればペロリと平らげてしまえるでしょう。

試しに、菓子パンに表示されているカロリーをチェックしてみてください。サンドイッチで四〇〇〜五〇〇キロカロリー、クロワッサンやデニッシュで二〇〇〜四〇〇キロカロリー、メロンパンやアンドーナツのような甘い菓子パンに至っては五〇〇〜六〇〇キロカロリーはゆうにあります。

厚生労働省が定めている一日の摂取カロリー量は成人男子で一八〇〇キロカロリーですから、恐ろしいことに、メロンパンを一個口にしただけで、一日の摂取カロリーの三分の一が摂取されることになります。

しかも、それだけのカロリーを五分程度の間に一気に体に取り込んでいるわけです。

菓子パンのカロリーを構成しているのは糖質が中心ですから、「たった五分」で相当量の糖分が体中をかけめぐるということ。ここに砂糖の入った缶コーヒーや清涼飲料水が加われば、そのリスクがさらに高まるでしょう。

こうした食事が体にいいはずはありませんね。これほど急激に血糖値が上がってしまう食事を続けていたら、体調管理もおぼつかないはずです。

特に朝の時間帯に食事の摂り方を誤ってしまうと、その日一日、甘いものに対する依存性が高まってしまいます。「たかが甘いものをつまむくらいで……」と思っている人がいるかもしれませんが、常習性が増すという点でドラッグと何ら変わりはないでしょう。

ドラッグにはまると抜け出すのが困難だということは多くの人が認識していると思いますが、甘いもの依存も本質的には同じことです。

パンが好きだという人もこうしたリスクをよく理解し、少なくとも「朝ごはんのパン」は見直すようにしてください。どうしても食べたいときは、精製していない小麦粉（全粒《ぜんりゅう》粉《ふん》）やライ麦を使った硬いパンをよく噛んで食べるといいでしょう。

実際、パン食の歴史が古いヨーロッパでは、こうした硬いパンがごく普通に売られています。たとえばフランスのパン屋さんでは、日本のように菓子パンは売られておらず、どこに行ってもバゲットとフランスパン、田舎パンしかありません。

このうち田舎パンが、全粒粉やライ麦を使った硬いパンです。健康を気遣《きづか》っている人は、こちらをチョイスすれば、血糖値上昇のリスクも避けられるわけです。

その意味では、日本人はパンの食べ方を知らないということかもしれません。

✽ごはんを食べる際に心がけること

こうしたパン食の問題点はわかったとして、では、同じ糖質であるコメのごはんについてはどうでしょうか？

コメのごはんは、パンのように急激に吸収されることはありませんから、血糖値の上昇も比較的ゆるやかです。朝ごはんを食べる習慣のある人は、パンの代わりにコメのごはんを主食にした献立にするといいでしょう。

特におすすめしたいのは、玄米や雑穀の入ったごはんです。

玄米には、糠《ぬか》や胚芽《はいが》の部分に、ビタミンやミネラルや食物繊維が豊富に含まれているため、栄養補給に優れ、血糖値の上昇もさらにゆるやかになります。要するに、同じコメであっても、精米の度合いが増すことで血糖値上昇のリスクが高まっていくということです。

その意味では、主食を白米から玄米に切り替えることが一番ですが、玄米の食感が苦手だという人がいるかもしれません。実際に炊《た》いてみると案外おいしく作れるものですが、「どうも抵抗がある」という人は、白米に、ひえ、あわ、きびなどの雑穀を入れて食べてください。

発芽玄米を少し加えれば、脳を活性化させるギャバ（ガンマ-アミノ酪酸＝アミノ酸の一種）が増えるなど、さらに栄養が増加します。

朝ごはんはこうしたごはんと味噌汁をベースにし、できれば納豆、ヤマイモ、オクラ、めかぶ、もずく、ワカメなどのネバネバ食品を一品加えるようにしてください。味噌汁については、味噌は添加物の含まれていない自然発酵のものを選ぶようにすること。

また、和食のカテゴリーからは外れますが、サラダを食べるのなら、トマト、ブロッコリー、キャベツ、スプラウトなどがおすすめ。あまり凝った料理ができないという人は、味つけに市販のノンオイルドレッシングやポン酢などを使っても構いません。

果物も糖が多く含まれているものが多いですが、コメと同様、砂糖のように急激に吸収されることはありません。リンゴやバナナなどを携帯して、間食代わりに食べるのは悪いことではありません。

　ここで取り上げた食材は、どれもキッチンに常備しておきたいものばかり。次項で主だった食材の特長を解説していますのでぜひ参考にしてください。

　ただ、先ほどもお伝えしたように、「朝ごはんは体にいい」という思い込みだけで、食べたくないのに無理に食べる必要はありません。

　忙しくて時間がとれない人は、一六三ページの図表5で紹介した生野菜ジュースを摂るだけで、糖やビタミン、ミネラル、食物繊維などが十分に補給できます。実際に試してみるとわかりますが、思いのほか腹持ちもいいため、これだけでもお昼までおなかが空くことはありません。

　私の場合、仕事が忙しいときは昼食をスルーして夕食までお茶を飲む程度で過ごすこともありますが、かえって体の調子はよく、仕事もスムーズに進みます。

　長寿遺伝子を活性化させるためにも食べすぎには注意し、食間にはおなかがグーッと鳴るくらいの量を、よく噛んで食べることが基本です。

✲キッチンに常備しておきたい食材

　では、ここでキッチンに常備しておきたい食材を簡単に紹介しておきましょう。

スーパーに行ったら何はともあれ、これらの食材を補充することをおすすめします。キッチンに常備しておけば朝の定番に欠かせない生野菜ジュースの材料になるだけでなく、食事の組み立てがグンと楽になります。

【リンゴ】

リンゴの特長は、何といってもポリフェノールが豊富に含まれていること。ポリフェノールそのものは、自然界のほとんどの植物が持っている活性成分（ファイトケミカル）の一種ですが、リンゴポリフェノールには寿命を延ばす働きが顕著に見られるほか、内臓脂肪の蓄積を抑えたり、ガン細胞を自死させたりする働きがあることもわかっています。

ポリフェノールは皮のすぐ下のところに多く含まれるので、よく洗ってから皮ごと食べるのがいちばんのおすすめです。ジュースにするときも皮をむかずに使用すること。そのまま携帯して、おやつ代わりに食べるのもいいでしょう。

【ニンジン】

ニンジンには、緑黄色野菜に多いβカロテンが豊富。体内でビタミンAに変化し、細菌の感染や風邪の予防、肌の保湿などに役立つのをはじめ、使われなかったβカロテンは老化の原因となる活性酸素も除去してくれます。

リンゴと同様、皮つきのままジュースの材料にしましょう。リンゴとニンジンは相性がいいため、生野菜ジュースの味のベースになります。スライサーで細かくして、サラダにして食べるのもおすすめです。

【ブロッコリー】

意外と知られていないのが、ブロッコリーの栄養価。ポリフェノールをはじめとする植物の活性成分（ファイトケミカル）が二〇〇種類以上含まれるため、ガンや胃潰瘍を防いだり、血管を丈夫にしたり、血糖値をコントロールするインスリンの働きを助けたり、「野菜の王様」と呼ばれるほど多岐にわたる効果が知られています。また、抗酸化作用のあるビタミンC、整腸作用のある食物繊維なども豊富。

日本ではゆでたり炒《いた》めたりして食べるのが一般的ですが、ジュースに加えるときは生でも構いません。茎《くき》も栄養豊富なので、捨てずに食べましょう。

【トマト】

トマトに豊富な栄養素としては、その赤い色のもとになっているリコピンと呼ばれる活性成分がよく知られています。こちらもファイトケミカルの一種で、強力な抗酸化作用を持っていることが最大の特長です。タバコの煙による体の酸化を防いでくれるほか、体内の余分な塩分を排出してくれるカリウムもたっぷり含まれます。

生で食べたり、ジュースの材料にしたりしても構いませんが、トマトの栄養価は加熱・濃縮させたほうが高まることがわかっています。トマトソースとしてスープやパスタの材料に用いるのがいいでしょう。

【納豆】

糖の吸収をゆるやかにし、血糖値の上昇を抑えるネバネバ食品の代表が納豆。ムチンと呼ばれるネバネバの主成分をはじめ、体の組織・器官の材料として欠かせないアミノ酸も豊富です。

同じネバネバ系のオクラや長芋《ながいも》などと一緒に摂るほか、消化のいい大根おろしやカルシウム源であるシラスを加えるなど、様々なバリエーションが可能です。日本を代表する発酵食品の一つですから、よくかき回して毎日食べるようにしてください。

【サケ】

数ある魚介類のなかで最もおすすめしたいのは、やはりサケでしょう。その赤い身のもとになっている色素成分で、抗酸化作用に優れたアスタキサンチンが豊富。産卵のため川を遡《そ》上《じょう》してくるサケは運動量がとても多いため、その分、大量の活性酸素が生じます。アスタキサンチンはこうした大量の活性酸素を除去してくれる強力なパワーを発揮するのです。

食卓にのせる機会を増やし、アンチエイジングにも役立ててください。

このほかに、玄米、雑穀などの穀類、塩、味噌、醤油、みりんなどの調味料、干しシイタケ、昆布《こんぶ》、炒《い》り子《こ》などの乾物類、ワカメなどの海藻類などがあると便利です。

家庭でごはんを作る際にはあまり凝りすぎず、なるべくシンプルな調理を心がけましょう。

✲お昼のおすすめは「焼き魚定食」

さて、一五八ページの三の昼ごはんについてですが、現代人の多くは糖質の過剰摂取が日常化しているため、前述したように、昼も「大盛りのごはん」を求める傾向にあります。カレーライスやチャーハンがその代表といえるわけですが、食べすぎれば血糖値の急激な上昇がうながされるばかりか、カロリーオーバーの原因にもなります。

こうした食べすぎの弊害を防ぐには、繰り返しますが、まずは朝ごはんを見直すこと。甘いもの依存の悪循環は朝ごはんから始まります。朝に血糖値のあまり上がらないものを選ぶようにすれば、間食が減り、徐々に昼ごはんの選び方も変わっていきます。

ごはんを食べること自体が悪いわけではなく、糖質の性質をよく理解して、ただ食べ方を工夫すればいいのです。

同じごはんを食べるなら玄米のほうがおすすめですが、外食ではそれもままならないでしょうから、なるべくおかずの多い定食ものを選ぶようにしましょう。野菜を食べる機会が自然と増え、ごはんの食べすぎを防ぐことができます。

なかでもいちばんのおすすめは、焼き魚定食です。外食では肉類を口にする機会が多くなりますから、動物性脂肪の摂りすぎを防ぐためにも、魚をおかずにすることを心がけたほうがいいでしょう。

もちろん、肉類をまったく食べてはいけないというわけではありません。気をつけてほしいのは、肉と魚を食べる割合です。

後述しますが、肉と魚では含まれている脂質の種類が異なります。体が必要とする脂質の量を考えた場合、魚と肉の回数が一対一になるくらいが理想なのです。

昼に焼き魚定食を食べたら、夕食には肉類を選ぶ――外食の摂り方はこれくらいの感覚で十分。一週間単位で肉と魚のバランスをとるようにすれば、それだけで体調が変わっていくでしょう。

また、ごはんを大盛りにする習慣のある人は、ごはんを普通盛りにして、代わりに納豆やサラダなどを一品増やすようにすること。

昼ごはんをコンビニで買う場合も、基本は変わりません。ここまでお話ししてきたように、菓子パンやサンドイッチではなく、おにぎりを選ぶ。雑穀のおにぎりと、スープやサラダなどを中心に考えるといいでしょう。

✽「脂」と「油」の違いとは何か

ここで、先ほど触れた脂質の摂り方について考えてみることにしましょう。

これまで私は現代人の甘いもの依存の問題についてお話ししてきましたが、これと同様に深刻なのが油（脂）の過剰摂取であり、依存症です。

たとえば、昼ごはんにカツ丼や天丼などを無性に食べたくなることはありませんか？ こうした丼ものは、たっぷりのごはんに揚げものがトッピングされているため、糖質に加え、脂質の摂りすぎにもつながってしまいます。

ラーメンのような麺類も同様です。こちらは麺が糖質であることに加えて、スープに動物性脂肪がたっぷりと含まれています。

もちろん、脂質は体にとって欠かせない栄養素の一つです。細胞の一つひとつを覆っている細胞質は脂質から作られていますから、不足すれば細胞の働きそのものが低下してしまいます。

また、糖質と同様に脳のエネルギー源になったり、ホルモンの材料になったりもするため、毎日の食事で適切な量をつねに補給する必要があります。

つまり、ここでも問題になってくるのは、その摂り方――。

脂質は様々な種類に分かれていて、おぼえるのがなかなか大変ですが、その種類によって、①あまり摂りすぎてはいけないもの、②もっと摂ったほうがいいもの、に大きく分けることができます。

簡単にいえば、私たちの多くは、①の摂りすぎてはいけない脂質ばかりを摂り、②のもっと摂ったほうがいい脂質は十分に摂れていないのが現状です。具体的に、どのような脂質を摂ればいいのか、簡単に解説しておきましょう。

まず、①の摂りすぎてはいけない脂質の筆頭は、動物性の「脂」で、一般的には飽和脂肪酸と呼ばれています。たとえば、ラーメンのスープを放置しておくと白い脂ができてきますが、これは鶏《とり》のガラや豚骨《とんこつ》などから取り出した動物性の脂（動物性脂肪）が固まったもの。

もちろん、バターやラードも常温で固まる飽和脂肪酸の一つです。

こうした動物性脂肪は体内でも合成できるため、摂りすぎるとエネルギーとして消費できなくなり、体脂肪として蓄積され、メタボの原因になります。

これに対して、植物や魚に含まれている「油」は、不飽和脂肪酸といって体内で合成できない必須《ひっす》脂肪酸です。

こちらは常温でも固まらないためサラサラしていて、脂に比べていかにも健康そうなイメージがありますが、じつはそうともいえません。後述するように、同じ必須脂肪酸のなかにも、摂りすぎてはいけないものがあるからです。

✼肉より魚をすすめる最大の理由

植物や魚に含まれる必須脂肪酸は、さらに二つに分けることができます。それぞれの脂肪酸の主な働きとともに、次のように分類してみましょう。

オメガ三系脂肪酸→細胞の炎症を抑える＝若返りが進む
オメガ六系脂肪酸→細胞の炎症を増やす＝老化が進む

ここでいう炎症とは、主に脳や筋肉を作る細胞の炎症を指していますが、このように書くと「オメガ六系は体に悪い油だ」と思われるかもしれません。

しかし、オメガ六系も体が必要としている必須脂肪酸の一つです。両者の働きが拮抗《きっこう》することで私たちの体は健康を保っているわけですから、それぞれの脂肪酸を摂取する必要がありますが、問題はその割合でしょう。

オメガ三系を多く含んでいるのは、亜麻仁《あまにゆ》油、シソ油、エゴマ油、そして青魚など。これに対して、オメガ六系を多く含んでいるのは、紅花油、ひまわり油、大豆油、コーン油、ごま油など。

お気づきかもしれませんが、私たちが調理に使っている食用油の多くはオメガ六系です。もちろん、丼ものにトッピングされている揚げものも、ハンバーガーに添えられているフライドポテトも、フライドチキンも、ポテトチップスなどの菓子類も……どれもオメガ六系の油を使っているでしょう。

そう、外食をしたりジャンクフードを食べたりしているかぎり、オメガ六系脂肪酸ばかりが過剰摂取されてしまうことになるのです。

こうした点をふまえると、動物性脂肪だけでなく、揚げものなど油を使った料理も避けたほうがいいことがわかると思いますが、その一方でオメガ三系もしっかり補給し、両者のバランスをとる必要があります。

私が昼ごはんに「焼き魚定食」をすすめている理由の一つがここにあります。魚を食べる機会が少ないと、オメガ三系脂肪酸に属するＥＰＡ（エイコサペンタエン酸）やＤＨＡ（ドコサヘキサエン酸）などを十分に摂取できません。肉（＝動物性脂肪）を食べる機会が増えてしまうことに加え、必須脂肪酸の不足にもつながってしまうのです。

日常的に魚を食べる機会を増やしつつ、家で料理をする人は、サラダのドレッシングに亜麻仁油などを使うようにして、オメガ三系の摂取不足を補うようにしてください。

なお、調理に使われる機会が多いオリーブ油は、同じ植物油でも必須脂肪酸ではありません。カロリーが高いこともあり、摂りすぎには注意が必要ですが、コレステロール値を下げるなどプラスの働きがあります。

酸化しにくい性質もあり、炒め物をする際は一番搾《いちばんしぼ》りのオリーブ油（エクストラバージンオリーブ油）の使用を基本にするといいでしょう。

✤まず守ってほしいのは二点だけ

昼食を例にとりながら日頃の体調管理に必要な食事の摂り方についてお話ししてきましたが、その多くは一五八ページの四の外食の際の注意点にもつながってきます。

ここまでの整理も兼ね、注意点を四つ挙げておきましょう。

①パンよりも麺、麺よりもごはんを選ぶ
②野菜をなるべくたくさん摂る
③肉よりも魚を食べる割合を増やす
④丼ものよりおかずの多い定食を選ぶ

どうでしょうか?　麺類については、つゆに動物性脂肪がたっぷり入ったラーメンより、昆布や鰹節《かつおぶし》のつゆで食べるソバやウドンのほうがおすすめです。また、パスタとオリーブ油を主体にしたイタリアンも悪くはありません。

細かくお話ししていけばほかにも注意したい点は出てきますが、忙しい日常のなかでまず意識してほしいことはこのくらいで十分。

もっとシンプルにいってしまえば、私が皆さんにリクエストしているのは、「朝の出勤前に生野菜ジュースを飲む」「昼に焼き魚定食を頼む」――このたった二点です。

この二点を意識しつつ、間食を減らしたり、食べすぎを抑えたり、本書を参考にしながら無理なくできそうなことを実践していく。「人生のテーマ」を確立するのと同様、「無理なく」が重要なのです。

体調があまりよくないという自覚がある人は、もう少しストイックに取り組んでほしいと思いますが、「人生のテーマ」とともに健康長寿を目指すという方向性だけを見失わないようにしていけば、こうした日々の積み重ねで少しずつ体質も改善され、健康レベルも高まっていくはずです。

もちろん、もう少ししっかりと実践したい人は、できることの範囲を自分なりに広げていくといいでしょう。

たとえば、外食をする店を事前にリサーチし、アンチエイジングに力を入れたレストランがどこにあるかチェックしておくこともおすすめします。質の高い野菜がたくさん食べられるという点では、最近増えてきている自然食系・オーガニック系のレストランをリストアップしておくのもいいでしょう。行きつけの飲み屋ではなく、「行きつけのアンチエイジング・レストラン」を職場や自宅などの周辺に増やしていくのです。

また、外食の回数そのものを減らし、週に三回は家に帰って夕食を摂るように心がける。あまり料理をしない一人暮らしの人も、食事を変えることが自分を変えていく第一歩であると理解し、自炊する機会を少しずつ増やすようにしてください。スーパーに通ってその日の料理のために食材を選ぶだけでも、食べ物に対する意識が変わっていくはずです。

✲アルコールの適量はどのくらい？

一五八ページの五のアルコールについては、飲みすぎは禁物ですが、じつはうれしい話もあります。

世界中の長寿者を取材していくと、「健康のために赤ワインを飲んでいる」というケースがとても多いのです。

赤ワインが体にいいといわれている最大の理由は、何といっても豊富に含まれるポリフェノールにあるでしょう。ポリフェノールは植物の活性成分であるファイトケミカルの一つで、抗酸化力や免疫力を高めてくれる優れた働きがあります。赤ワインには、このポリフェノールの一種であるレスベラトロールがとても豊富に含まれているのです。

レスベラトロールについては、アメリカのハーバード大学のマウスを使った実験で、一五九ページから紹介した長寿遺伝子を活性化させ、細胞の寿命を延ばし、老化のスピードを遅らせる働きがあることが示唆されています。

また、こうしたアンチエイジング効果に加え、「認知症を予防する」「メタボを予防する」などの効果も期待されています。

ただ、いくら体にいいからといっても「適量」はあります。

イギリスで行われた大規模な調査では、「お酒を楽しみながら寿命を延ばせる量は一週間に一四杯まで」という結果が出ていますから、これに基づくと、一日に、ワインはグラス二杯、ビールは中瓶一本、日本酒は一合という計算になります。

個人差はありますが、「赤ワインをグラスに一〜二杯ほど楽しみながら飲む」というあたりが基本になるでしょう。

ですから、飲みに行く機会があったとしても、お酒をメインに考えないこと。「レストランに入ってワインも頼む」という感覚でたしなむようにすると、気持ちを解放させるばかりでなく、体にもプラスに作用します。

あるいは、先ほどの話とも重なりますが、ワインの飲めるおいしい店をあらかじめ調べておき、行きつけの店にするというのもいいでしょう。

私自身、お酒はもっぱら赤ワインが中心。ただ、お寿司を食べるときには赤が合わないので、ビールを少量頼むようにしています。

アルコールを分解する酵素の関係でまったく飲めない人もいるので、決して無理はいけませんが、それでも多少は飲んだほうがかえって元気になれます。

たまには羽目を外してしまってもいいかもしれませんが、アルコールには依存性があるので、適量があるということはつねに頭に入れておくこと。自分なりにお酒とのつきあい方を考え、健康管理に役立ててください。

✽硬めの料理を注文することも大事

食事の摂り方に関連してもう一つ補足しておきたいのは、とても単純なことではありますが、とにかく嚙む習慣をつけるということ。

嚙むことによって唾液《だえき》が分泌されることはよく知られていますね。たくさん嚙んでたくさん唾液を出すようにすると、食べ物の消化がうながされ、代謝がアップすることはもちろん、虫歯の予防にもつながります。

また、咀嚼《そしゃく》筋《きん》を使う機会が増えるため、脳の血流が活性化する効果も期待できるでしょう。

実際、認知症のお年寄りを調べることで、嚙む回数が少ない人ほどボケやすいという結果も出ていますから、とにかく嚙むこと。若いうちから嚙む習慣をつけていくことは、健康長寿のサステナビリティを維持するためにも、意外と侮れない体調管理法なのです。

もちろん、しっかり嚙むためには、健康な歯が揃っていなくてはなりません。

虫歯や歯周病を抱えている人は、放置したりせず、しっかりと治療するようにしてください。歯はいったん失われてしまうと元通りにすることはできません。定期的に歯科医にチェックしてもらい、歯の健康を保つことが大切です。

もちろん、嚙む回数をいちいち数えるのは大変ですし、いつも意識していたらストレスがたまり、食事もおいしくなくなると感じる人がいるかもしれません。医者としては一口三〇回の咀嚼をすすめていますが、なかなか実行できないという人は、硬いものを食べるように心がけてください。

お店で料理を注文する際にも硬いものを選ぶようにする。たとえば、骨ごと食べられる小魚、きんぴらごぼう、切り干し大根《きぼしだいこん》、ナッツ類など、身近な食材でもいろいろと見つけられます。定食屋に入ったら小鉢で一品、硬いものを追加するのもいいでしょう。

また、主食であるごはんも玄米に替えることを考えてください。

パンにしても、この章でお話ししてきたように、菓子パンやサンドイッチなら、ほとんど嚙まないままにぺろりと食べてしまいます。パンを食べたくなったら、全粒粉やライ麦を使った硬いパンを選びましょう。

日頃から硬いものを口にする機会を作るようにすれば、あえて心がけなくても、咀嚼の回数が自然と増えてくるでしょう。すると結果的に食事の時間が長くなり、心に余裕も生まれてくるはずです。

いくら忙しいからといって、ろくに咀嚼もできないような食事ばかり摂っていては、体はどんどん衰えていってしまいます。食べ物を噛むという生物の原点を思い出して、体調管理の基本にしましょう。

✼摂取したいサプリは三種類だけ

では、一五八ページの六のサプリメントについてはどのように考えればいいでしょうか?

サプリメントは「栄養補助食品」とも呼ばれているように、あくまでも毎日の食事の栄養補助として役立てるためのものです。

食事をしっかり摂ることが一番ですが、食生活が乱れてくると、どうしても不足してしまう成分が出てきます。具体的にいえば、ビタミンD、カルシウム、亜鉛《あえん》などがこれに該当するでしょう。

サプリメントというと「あれもこれも」とイメージする人がいるかもしれませんが、まずは日頃の食生活を見直し、食事で補えるものは補うようにすること。そのうえで、不足を感じる成分についてサプリメントを活用するのがいいでしょう。

以下を参考にしながら、賢いサプリメント摂取を心がけてください。

【ビタミンD】

骨の形成、神経や筋肉の活性化に関与している成分で、不足すると骨粗鬆症や鬱病などに罹りやすくなります。

キクラゲやマイタケなどのキノコ類、サケ、カツオ、イワシなどの魚に多く含まれているほか、日の光を浴びることで生成されることもわかっています。食生活もさることながら、デスクワークが多く、日の光を浴びる機会が少ないという人は、慢性的なビタミンD不足が考えられます。

就寝前にサプリメントを摂取し、翌朝の体調をチェックしてみてください。体が軽くて爽快感を感じるようならば、ビタミンDが補われた証拠です。

晴れた日などに散歩をして日の光をしっかり浴びることを心がけつつ、サプリメントで不足分を補うといいでしょう。

【カルシウム】

ご存じのように骨を形成する主成分ですが、血液や筋肉などの組織にわずかながら含まれ、神経や筋肉の働きを維持するうえで重要な役割を果たしています。

そのため、不足すると骨が脆《もろ》くなり、骨折や骨粗鬆症などのリスクが高まるほか、代謝全般に不調和が起こりやすくなります。精神的なイライラの原因にも、カルシウム不足が関与しているといえるでしょう。

厚生労働省が定める一日の摂取目安量は六〇〇ミリグラムですが、統計的には慢性的に不足している人が多いようです。

牛乳を一日コップ一杯（二〇〇ミリリットル）摂れば必要量の三分の一が補えますが、ほかにも小魚や、豆腐、納豆、高野豆腐などの大豆系食品、ひじきやワカメなどの海藻類、小松菜などの青菜を多めに摂るようにするといいでしょう。

カルシウム不足はなかなか自覚しにくいので、将来のための「健康の貯金」だと思って若い頃から右の食品の摂取を心がけてください。

特に女性は、更年期から閉経の時期にかけてホルモンの影響で骨量が減ってしまうため、骨粗鬆症に見舞われやすくなります。

食生活が不規則になりがちなときなどは右のような食材をこまめに補給しつつ、将来に備えて、サプリメントで摂取することもおすすめします。

【亜鉛】

味覚を正常に保ち、皮膚や粘膜の健康を保つために欠かせないほか、代謝全般にも深く関与しているとても重要な成分です。

不足すると味覚が鈍くなってしまうほか、肌荒れ、髪や爪の劣化、男性では精子の減少にもつながってくるといわれています。

牡蠣《かき》、牛肉、レバー、ナッツ類などに多く含まれ、クエン酸やビタミンCを一緒に摂ると吸収力がアップすることがわかっています。牡蠣にレモンや酢を添えて食べるといった工夫をすればより効果的でしょう。

精力の減退、やる気の低下などを感じることがあったら、慢性的な不足が考えられます。食事に気を配りつつ、サプリメントも試してみるといいでしょう。

✼食事の改善は保険と同じ

この章の最後に、食事と「人生のテーマ」との関係について再び考えてみましょう。

本書はダイエットをすすめる本ではありませんから、ここでお伝えしてきた食事の改善を試みても即座に効果が期待できるとはかぎりません。サプリメントにしても、薬のような即効性はありませんから、人によっては物足りなく感じることもあるでしょう。

ただ、心身のコンディションを保つためにも、糖質の摂りすぎに注意し、インスリンの分泌機能をキープすることはとても重要です。

すでに高血糖の傾向がある人はもちろんですが、現代人のように「糖質」と「脂質」に偏った食事を続けている以上、自覚症状がない段階から食生活の改善を心がけ、予防意識を高めていくことが人生の長期戦略につながっていきます。

「先のことなんてわからないから、あまり健康のことは考えていない」——こうした言い方をする人に対して私は、「健康意識を高めることは保険をかけるのと同じことですよ」とお話しするようにしています。

保険をかけるということは、将来の「万が一」を想定して、そのときに困らないようにいまから一定のお金を積み立てておくということです。ただ、そうやって保険をかけているからといって、つねに万が一を意識して不安にかられているわけではないでしょう。

実際、将来にそうした「万が一」がなかったとしても、それで怒りだしたり、だまされたといったりする人はいないでしょう。むしろ、元気で無事にいられたことにホッとされるはずです。

健康管理についてもまったく同じことがいえることにお気づきでしょうか。

若くて元気なうちから健康に気を配っておくことは、短期的に見た場合、元気に仕事をしたり、心地よく生活したりすることにもつながっていきますが、それ以上に大事なのが、もっと先の将来を見据えた長期的な視点なのです。

ガンや生活習慣病、メタボリックシンドロームの予防についても、発病してから慌てて対応するのではなく、こうした長期戦略のなかで発病の芽を摘んでいくことに意味があるはずです。

そうです、予防医学こそ求められてくるのです。

テーマを持って一日を過ごす、テーマを持って食事をする、そのテーマが作るのが健康であり、長寿であるという認識をしっかり持つ——これらが自然と身についていくことで、あなたを支える生き方の土台が整っていくはず。そしてそれは、あなたの「人生のテーマ」を強固にサポートしてくれることでしょう。

第六章　「人生のテーマ」を見つける五つの約束

✻脳を上手に使って天寿をまっとう

「人生のテーマ」をどのように見つけ、どう実現させていけばいいのか——食事、運動、仕事、医療に至るまで様々な視点から探ってきましたが、どのような感想をお持ちになったでしょうか?

本書が提案している生き方は、ある意味でとてもぜいたくなものです。何しろ、仕事がうまくいき、毎日楽しく過ごすことができたうえで、健康な老後も送り、病気に苦しまず元気なままで天寿をまっとうすることなのですから。そうした多くの人が心のなかで願っていることをどう実現するか、これを正面から考察しています。

ただ、本当に実現できたらどれほどすばらしいことかと思う一方で、「こうした生き方は理想にすぎない」「ごく限られた人にしか実現できないものだ」と思ってしまう自分もどこかにいるのではないでしょうか?

しかし、本書でお伝えしたことは、どこか遠い世界の話ではありません。医学的に見ても裏づけがあり、どれも日常的に実行できることばかりです。

そのように繰り返しお話しししてきましたが、ただ、その実行を妨げているハードルがいくつか存在することは確かです。

それは、自分のこれまでの生き方を切り替えていくために乗り越えていかなくてはならない、壁のようなものだといってもいいかもしれません。

この章では、ここまでの内容を総括しつつ、こうした実行を妨げるハードル（＝壁）の楽な乗り越え方について考えていきたいと思います。

まずこのハードルとは何かということですが、おそらく「忙しくてなかなか実行できない」「お金がないので実行できない」「周囲が協力してくれないから実行できない」「精神的なプレッシャーを感じて実行できない」といったものでしょう。

いま、思うようにいかないと感じている人は、どれも心当たりのあることかもしれませんが、ここで少し考えてみてください。

もしかしたら、あなた自身が壁だと思っているだけで、意外と簡単に越えられるたぐいのものかもしれません。自分には無理だと感じていることでも、視点を変えれば突破口が見つかることはいくらでもあるでしょう。もちろん、自分が壁だと感じてしまっている以上、その思いをうまくほどいていかなくては前に進むことはできません。

では、どうやったらほどいていけるのか？　この章では、これまでの章で十分に触れることができなかった脳の働きに着目しながら、こうした壁を乗り越え、やりたいことを実行していくためのヒントをお伝えしていきたいと思います。

脳を上手に活用するコツをつかむことが、「人生のテーマ」を見つけ、実行していく大きな助けになっていくはずです。

✲童心に返るだけで免疫力は上がる

まず、私が主宰している「アンチエイジングキャンプ」で行った、ある興味深い実験結果についてお伝えすることにしましょう。私は毎年「一〇歳若返る」をテーマに、夏は沢登りを中心にした川遊びの、冬はスキーや雪原の散策などのキャンプを企画しています。

三日間というかぎられたスケジュールのなかに、第二章で紹介したバランスボールのエクササイズや薬膳料理の講習会、私の講演や、フルートおよびピアノのミニコンサートなども盛り込んだバラエティー豊かな内容。しかし一番のテーマとなるのは、参加者の皆さんが自然のなかで日頃のストレスを発散し、童心に返って楽しんでくれること。

もちろん、アンチエイジングの研究者である私が主宰するキャンプですから、ただ楽しんで終わりというわけではありません。キャンプの初日と最終日に参加者の皆さんの了解を取ったうえで血液を採取し、免疫機能の活性度を調べるという目玉企画も用意しています。

私が目安にしているのは免疫細胞の一つであるＮＫ細胞（ナチュラルキラー細胞）の活性度です。具体的には、採取した血液中に含まれるＮＫ細胞の数をチェックするわけですが、キャンプ終了後、ほとんどの人に増加が見られます。

このキャンプをよほど楽しんでいただけたのか、なかにはNK細胞数が五倍に増加したという人が出てきたケースもあります。わずか三日間、都会の喧騒《けんそう》から離れ、童心に返って楽しむだけでも、健康の指標の一つともいえる免疫力が十二分にアップされるのです。日常の感覚から離れ、童心に返って楽しむ――ここに「人生のテーマ」を見つけ、実行していくための大きなカギが隠されています。

もちろん、こうしたキャンプで得られた感覚を一過性のものにせず、日常のなかにフィードバックさせていくことも重要でしょう。

この状態を日常のなかでいかに作り出し、キープさせていくか、こういった工夫が後述する脳の活性化にもつながり、「人生のテーマ」を深く掘り下げることができるのです。

✻子供の感覚を思い出すとどうなる

童心に返る――これはもちろん、子供の頃に誰もが持っていた感覚や感情を思い出すということにほかなりません。

たとえば冬のキャンプでは、スノーシューズをはいて雪原を歩いていくのですが、一面に広がる雪原を眺めるだけで気持ちがワクワクしてきます。初めのうちは緊張している人もいますが、雪とたわむれていくうちに顔がほころんできて、まさに子供のような表情に変わっていきます。

大人の感覚では、雪はただ寒いもの、うっとうしいものと思えるのかもしれませんが、子供は雪が降ってきただけで喜び、はしゃぎ回りますね。実際、キャンプに参加した皆さんも同様です。ずっと忘れていた感覚が体の奥から蘇《よみがえ》ってくるような、何ともいえない喜びがあるのです。

雪国で育った人は雪に対してまた違った思いを持っているのかもしれませんが、私がここでいいたいことはおわかりでしょう。

実際、こうした感覚が蘇ってくるのは、雪原を歩くという場面だけにかぎりません。夏のキャンプで沢登りをするときにも、水に体をつけてバシャバシャと歩いていくうちに、同じような「童心に返った」感覚があります。

海外旅行をしたり、同窓会に参加したり、もっと身近なところではガーデニングのような土いじりを楽しんだり、陶芸にチャレンジしたり、草野球をしたり、ペットと遊んだり……、皆さんもきっと思い当たることがあるでしょう。

意外なところでは、塗り絵をするだけでも童心に返ることができます。これはセラピー(心理療法)の一つとして行われているものですが、輪郭のついた絵を自由に塗っていくだけですから、絵を描くのが苦手だという人でも「お絵描き」をするときのワクワク感を再現させることができます。

たとえば、ゴッホの「ひまわり」のような名画の塗り絵にチャレンジすると、自分の記憶のなかのゴッホの絵が蘇り、この絵に少しでも近づけようと脳がフル回転を始めます。自分の好きな色で塗ろうと考えれば、クリエイティブな感覚がより必要になりますから、これはこれで脳が活性化するでしょう。

ほかのことをしているときもそうですが、楽しさを他人と比較する必要はありません。逆にそうした比較や競争から離れて、とにかく好きなことに没頭する——どんなことでも構いませんが、この状態を作り出すことが大切です。

繰り返しますが、好きなことに没頭するだけでも免疫力は上がり元気になれるのです。

✼カギを握るのは「快感ホルモン」

では、こうした楽しさを味わっているとき、脳はどのように働いているのでしょうか？

カギを握っているのは、脳内で働いている「ドーパミン」と呼ばれるホルモンの存在です。

私たちは何か好きなことに出会うと、脳内でこのドーパミンが分泌されて、心地よい、楽しい、うれしいといった感情が湧いてくるようになっています。要するに、私たちが快感をおぼえるのはドーパミンの仕業《しわざ》なのです。

日常のなかでも楽しいことがあれば分泌されますが、仕事に追われてばかりの毎日が続いたらどうでしょうか？　ドーパミンの分泌は滞《とどこお》ってしまい、なかなか快感は得られにくくなるでしょう。

すると、気持ちがだんだんくすぶってきて、不安や恐怖を生み出すホルモンであるノルアドレナリンの分泌が増してくることになるはず。

もちろん、ドーパミンが分泌されるような心地よい感覚は、人間だけの専売特許ではなく、ほかの動物も持っています。ただ人間の場合は、同じ心地よさであっても、複雑で高度なところがあります。

それは、人間にしかない「A10《エーテン》神経」と呼ばれる神経の経路からドーパミンが放出されるようにできているからです。このA10神経は脳内のいろいろな場所をめぐりながら、最後は人間の精神活動を担当している前頭葉の「前頭連合野」という場所へ到達します。

「複雑で高度な心地よさ」とは、わかりやすくいえば、恋をしている状態がそれに該当するでしょう。

ただ単に熱く燃え上がったり、ルンルンした気分が続いたりするだけでなく、最終的には理性的な判断や洞察も働く面もあり、人間の恋はかなり複雑です。私たちは何かに胸がときめくとき、こうした高度な恋愛状態に陥っているのです。

私はこの恋愛関係に陥る脳の働きを「ときめき脳」と呼んでいます。

ときめくといっても、対象となるのは異性ばかりではありません。心地よい、楽しい、うれしいことがあればときめくのですから、この世にあるすべてのものが対象といえます。「人生のテーマ」として候補になるものが多岐にわたるのも、そのせいです。

人はこうしたすべてのものに、年齢に関係なくつねに恋をしているのです。恋をしている人が若々しく感じられるのもうなずける話でしょう。

たとえば、三浦敬三さんは雪に恋をしていたことになりますね。雪という恋人と出会い、そのたびにときめくからスキーがやめられない。いわば脳のドーパミンのおかげで、年をとってからもずっと夢中でいられたのです。

同様に息子の雄一郎さんも、スキーをしながら雪に恋をしていたのかもしれません。ただし、雄一郎さんの場合、七五歳でエベレスト登頂を果たしたように、正確にはスキーというよりは山が恋の対象のようです。

山は学校であり、病院である――彼自身がそういうように、好きなもの、すなわち「人生のテーマ」と出会うことで、人は自らの生き方を学ぶことができ、病んだ心を蘇らせることができるのでしょう。

雄一郎さんは「人を喜ばせる」「世の中をあっといわせる」ことが生き甲斐だといいますから、ときめき脳の欲求のままに生きておられるのかもしれません。

✿脳がときめくとどうなる

いずれにせよ、ドーパミンが放出され、快感が湧き上がってくると、童心に返ったような解放感が得られます。ただ、恋をするたびに理性を失ってしまっていたら、社会生活が営めなくなってしまうでしょう。

そこで、ドーパミンの快感に「待った」をかけ、感情をコントロールするホルモンも分泌されます。これがセロトニンです。

ドーパミンの快感が「童心＝子供の心」であるならば、こちらは「理性＝大人の心」。闇《やみ》雲《くも》に突っ走ろうとする「子供の心」にブレーキをかける、そして慎重になって、それは正しいことなのかと考える――こうした「理性＝大人の心」も大事ですが、こればかりが過剰になってしまったら何も楽しむことはできません。

お気づきかもしれませんが、好きなことがなかなか実行できないという人は、この「大人の心」が働きすぎてしまっているのです。

ときめきを忘れて理性ばかりで生きていたら、人生も味気《あじけ》なくなってしまいますね。それは、自分のなかに眠っている「子供の心」を抑圧し、自由に振る舞おうとするのを邪魔しているといってもいいかもしれません。

この回路をいかに取り除き、「子供の心」や「ときめき脳」を取り戻すのか？

皆さんは、社会人として「大人の心」は十分に使うことができていると思いますが、それだけではあまりに窮屈《きゅうくつ》でしょう。結果、あなたの体を守ってくれる免疫力も低下し、病気や体調不良にも陥りやすくなってしまうはずです。

日常のなかでときめきが感じられなくなったら、立ち止まって考えてみてください。

もう若くないのだから仕方がない？　いや、そんなことはありません。もしかしたらあなたの倍くらいの年齢のお年寄りでも、日々ドーパミンを上手に分泌させながら、脳をときめかせている人はいくらでもいます。

たとえば、作家の瀬戸内《せとうち》寂聴《じゃくちょう》さんのような女性を思い浮かべてください。

私は雑誌の対談で瀬戸内さんとお話をさせていただいたのですが、八九歳という高齢にもかかわらず、子供の心のままにご自身の体験を語られていました。

そのなかでも強烈だったのは、東日本大震災のエピソードです。

震災があった二〇一一年の三月、瀬戸内さんはそれまでの無理がたたって腰痛がひどくなり、ベッドで過ごされていたそうですが、震災や原発事故の報道に接した途端、「こうしてはいられない！」と症状が急速に回復したといいます。

半年もの間、寝たきりに近い状態だったのが、徐々に立って歩けるようになり、ほどなく被災地を繰り返し訪問できるまでになったというのです。

また、お酒を飲むのが大好きで、八六歳のときにボトル一本のブランデーを一晩で空けてしまったこともあるとか。いまだに徹夜をすることもあるそうです。

医者の立場から見ると感心のできない話ばかりですが、とにかく元気で、楽しく笑い、会話していても頭の回転が速いのがよくわかります。「新しいことにすぐに飛びつく」性格だといいますから、脳もつねにときめいているのでしょう。作家業に加えて被災地への慰問を「人生のテーマ」に据えたのも、そのせいでしょう。

瀬戸内さんの場合、こうした性格が若々しさの秘密であることはいうまでもありません。

✲脳を元気にする「五つの約束」

瀬戸内さんのような型破りな生き方はそうそう真似できないとは思いますが、脳をときめかすこと自体は十分に取り入れることができるはずです。

自分の気持ちに従って素直に行動するのが一番ですが、うまくできないという人は、日頃から次の点を心がけるのがいいでしょう。

どれも脳の働きを活性化させるうえで効果的なことばかりです。「五つの約束」として、ときめきを忘れてしまったと感じたときはぜひ確認するようにしてください。これらは「人生のテーマ」を実現させる際にも必要な要素なのです。

一　食生活を改善して脳の老化を防ぐ

二　引きこもりは避け、外出することを心がける

三　気分転換できるよう、つねに自分の時間を作る

四　夜更《よふ》かしをせず、睡眠時間をしっかりとる

五　過去に味わった快感を忘れないようにする

ここまでお話ししてきたことと重なる点も多いと思いますが、ここでは脳との関わりを中心に解説をしていきましょう。

一の食事について補足しておきたいのは、活性酸素との関わりです。

脳がドーパミンを分泌し、ときめきを生み出すことは、このうえなく心地のいいことなのですが、その副産物として活性酸素が生成されるというリスクがあります。ストレスの多い日常を送っている人は、それだけでも活性酸素が生成されやすく、上手にケアしなければ脳の酸化（老化）がうながされ、それが長寿の妨げになってしまいます。

通常、活性酸素はSOD（スーパーオキシドディスムターゼ）などの酵素が働くことで無害化されますが、こうした酵素の働きを助けるためにも、抗酸化作用の強い野菜や果物を積極的に摂るようにしましょう。

やはりおすすめとなるのは、前章で紹介した生野菜ジュースです（作り方は一六三ページの図表5を参照）。食事が不規則になりがちな人は、脳の老化を防ぐためにも、毎朝の日課として、ぜひ習慣づけるようにしてください。

野菜や果物のジュースを週三回以上飲んでいる人は、まったく飲んでいない人に比べて、アルツハイマー病に罹りにくくなることもわかっています。日系のアメリカ人一八三六人を対象に行った実験では、発症リスクが七六パーセントも低下するという結果が出ているのです。

生野菜ジュースを飲む習慣をつければ、脳の老化が大幅に抑えられ、年をとってもボケにくくなります。

これは、野菜や果物に含まれるビタミンやミネラルの影響もさることながら、ポリフェノールの働きによるところが大きいと考えられます。会社などの休憩時間に甘いものが欲しくなったら、同じくポリフェノールが豊富なリンゴを食べるようにするといいでしょう。

✲外出と脳の関係とは

二〇九ページの二の「外出をする」ということに関しては、マウスを使った面白い実験があります。

それは、トンネルやおもちゃ、くるくる回る車輪などを置いた大きな飼育箱で育てたマウスと、寝て食べることしかできない狭い飼育箱で育てたマウスを比較したものですが、大きな飼育箱で育てたマウスのほうが知能レベルが断然高いことがわかったのです。

興味深いのはここからです。同じ狭い飼育箱のマウスでも、学習をさせたり、工夫をして運動をさせたりすると、脳神経の細胞分裂が活発になります。それは、大きな飼育箱で育てたマウスと遜色《そんしょく》がありません。

なかでも細胞分裂が活発だったのは運動させた場合。狭い飼育箱であっても、運動を持続させると、長期間にわたって脳神経の活性化を維持できるのです。もちろん、大きな飼育箱で育てられたマウスも同じように活性化を維持できました。

この実験から見えてくることは、脳が元気な状態を維持させるには「運動」と「豊かな環境」が必要であるという事実です。

狭い場所で運動もせずにずっと仕事を続けたり、休日に引きこもってばかりいたらどうなるか？　――そう、脳が老化し、ときめきも奪われてしまうことになることがわかるのではないでしょうか？

また、東京都老人総合研究所（現・東京都健康長寿医療センター）が、外出する回数が週一回以下に減ってしまった人を対象に調査を行ったところ、六五歳以上の在宅の高齢者の一〇人に一人がこれに該当することがわかりました。

このデータをもとに六五歳以上の在宅高齢者を二年にわたって追跡調査をしたのですが、そこでも非常に興味深い事実が浮かび上がってきました。

こうした「閉じこもり」の高齢者の死亡率が、「閉じこもり」でない人の二倍も高かったのです！

「閉じこもり」の人のなかには心身に障害があって外出できない人もいましたが、この二倍という数字はそうした人たちを除外したうえで算出されたもの。つまり、病気の有無《うむ》や重症度にかかわりなく、ただ閉じこもっているというだけで心身の機能が低下し、寿命まで縮んでしまう可能性があるということです。

これは高齢者を対象にしたものですが、「閉じこもり」そのものが問題になっている以上、年代を問わず同じことが指摘できるはずです。

「閉じこもり」をやめて、まずは外出をする。二〇九ページの三の「気分転換」にも関係しますが、気持ちがふさぎがちでときめく気分になれないときは、特に用事がなくても家を出て、外の空気を吸うようにしてほしいのです。

もっとも、「人生のテーマ」を確立した人ならば、誰にいわれなくとも外出することになるのでしょうが。

✼一人の時間を作り脳をリセット！

もちろん、こうした心がけは仕事の際も同様です。あまり根《こん》を詰めすぎず、一服する時間を必ず作る。可能ならばカフェなどに移動して、違う環境のなかで仕事を続ける。

忙しいときでも、コンビニエンスストアにお茶を買いに行くくらいはできるでしょう。そうやって歩くだけでも、ときめき脳は活性化します。

日常のルーティンのなかで、こまめに工夫しながらときめきが湧いてきやすい環境を作るように心がけてください。そして、わずかでも構わないので「自分の時間」を作るようにするのです。

私は朝の時間帯に二〇分ほどウオーキングすることで、多忙なときでも「自分の時間」を確保するようにしています。

歩くことの効用についてはすでにお話ししてきましたが、ここで大事になるのは「一人で考える時間を作る」ということ。リズムよく歩くようにすると、頭のなかのモヤモヤがスッキリし、一種の瞑想《めいそう》状態が体感できるようになります。

悩みや不安を抱えていると、脳内では前述したノルアドレナリンが分泌され、快感ホルモンであるドーパミンの出る幕はなくなってしまいます。

一人の時間に脳をリセットし、プチ瞑想状態を作ることで、脳をリセットする習慣をつけるといいでしょう。

また、二〇九ページの四の「睡眠時間をしっかりとる」ということについては、日中の活動で疲れた脳を休め、体の代謝をうながすうえでも非常に重要なことです。

体の代謝とは、具体的には骨や筋肉の成長、食べ物の代謝をうながす働きなどをいい、睡眠中に分泌される成長ホルモンが関与していることがわかっています。寝ている間に成長をうながすホルモンが分泌されるわけですから、何よりもまずしっかり睡眠時間を確保する必要があります。

この成長ホルモンは若返りにも関与しているといわれていますから、睡眠をとっている人のほうが健康長寿を実現しやすいでしょう。

私たちの脳は膨大なエネルギーを消費しながら、人間の高度な生命活動を支えてくれています。ときめくためにもエネルギーが必要なのです。

愛知医科大学が一〇年間にわたって行った大規模な調査を通じて、平均七時間の睡眠をとっている人が長生きする傾向にあることがわかっています。

心身のバランスを崩しているときは、早寝早起きを心がけるようにし、しっかり眠ることで体のリズムを取り戻すようにしてください。このことも、「人生のテーマ」を実現するうえでは必須の条件です。

✼ときめきで「人生のテーマ」を

二〇九ページの五の「快感を忘れないようにする」という点については、第四章で紹介したサイモントン療法のメソッドを思い出した人がいるかもしれません。

過去の出来事を振り返って、自分が幸せだと感じたことを五つ選んで順位をつける。ここではあまりルールに厳密にはならず、五つ以上思い浮かんだという人は、すべて書き出すようにしても構いません。

楽しかったとき、うれしかったとき、充実していたと感じたときのディテールを、一つひとつしっかりと思い出し、とにかく順位をつけてみてください。

それだけでも脳のときめきを感じるかもしれませんが、より効果的なのは、声に出して毎日唱えるようにすること。デスクまわりやキッチン、リビングの目立つ場所に紙を貼っておき、繰り返し目にするのもいいでしょう。

特別なことをしなくても、幸福だったときの気持ちを思い出すようにするだけで、脳は十分に快感をおぼえます。すると、ドーパミンが分泌されることで不安な気持ちやつらい気持ちが打ち消され、自然と前向きな気持ちになれるでしょう。

慣れてきたら頭のなかで思い出すだけでもいいのです。いまこの瞬間に体験していなくても、脳はそれを快感と認識してくれます。

こうした「思い出す」という行為を習慣づけていくと、自己肯定感が生まれ、「人生のテーマ」も作りやすくなっていきます。

そもそも、「人生のテーマ」は頭のなかであれこれ考えてひねり出すようなものではなく、ワクワクした気持ちとともに自然と湧いてきて見つかるものです。まずはワクワクとする、脳がときめく状態を作り出すことを心がけてください。

私が出会ってきた元気なお年寄りの皆さんのなかには、それが無意識にできてしまう達人も少なからずいましたが、無理に真似る必要はありません。

大丈夫、この章でお伝えしたような手順を踏んでいくだけで、「ときめき脳」を作り、「人生のテーマ」を見つけることができます。

「こうなりたい、ああなりたい」と自分の将来について計画し、夢を見ることは、それだけでドーパミンが湧いてくるようなとても楽しいものです。まずは自由に考え、好きなことをイメージしてみてください。

ただ考えるだけでいいのですから、おカネもかかりませんし、誰に気兼ねする必要もありません。好きなときに好きなように考えればいいのです。

そうやって自由に考え、浮かび上がってきた「人生のテーマ」――それが確立されれば、この先のあなたの人生を支えてくれる大きな力になることでしょう。

白澤卓二

1958年、神奈川県に生まれる。医学博士。順天堂大学大学院医学研究科加齢制御医学講座教授。千葉大学医学部卒業、同大学大学院医学研究科修了。1990年、東京都老人総合研究所病理部門研究員。2006年より同研究所、老化ゲノムバイオマーカー研究チームのチームリーダー・研究部長。2007年から現職。専門は、寿命制御遺伝子の分子遺伝学、アルツハイマー病の分子生物学など。日本抗加齢(アンチエイジング)医学会理事。

著書には、ベストセラーになった『100歳までボケない101の方法』(文春新書)、『100歳までボケない101のレシピ』(マガジンハウス)などがある。

講談社＋α《プラスアルファ》新書 **588-1 B**

ガンもボケも逃《に》げ出《だ》す「人生《じんせい》のテーマ」の見《み》つけ方《かた》

おカネをかけずに100歳まで元気な生活術

白澤卓二《しらさわたくじ》 ©Takuji Shirasawa 2012

2012年4月20日第1刷発行

発行者―――― **鈴木 哲**

発行所―――― **株式会社 講談社**

東京都文京区音羽2-12-21 〒112-8001

電話 出版部(03)5395-3532

販売部(03)5395-5817

業務部(03)5395-3615

カバー写真―――― **小川 光**

デザイン―――― **鈴木成一デザイン室**

本文組版―――― **朝日メディアインターナショナル株式会社**

カバー印刷―――― **共同印刷株式会社**

印刷―――― **慶昌堂印刷株式会社**

製本―――― **株式会社若林製本工場**

定価はカバーに表示してあります。

落丁本・乱丁本は購入書店名を明記のうえ、小社業務部あてにお送りください。

送料は小社負担にてお取り替えします。

なお、この本の内容についてのお問い合わせは生活文化第三出版部あてにお願いいたします。

Printed in Japan

ISBN978-4-06-272758-7

講談社+α新書

逆境が男の「器」を磨く
ドン小西
辛口ファッションチェックで知られる男に隠された壮絶なる半生。壁をブチ破る毒舌人生指南
838円 527-1 A

庶民に愛された地獄信仰の謎 小野小町は奪衣婆になったのか
中野純
別府、箱根、京都など、日本中に遺る地獄文化の妙！「あの世」は「この世」よりおもしろい
838円 528-1 D

人生の大義 社会と会社の両方で成功する生き方
北尾吉孝 夏野剛
ネットビジネスの巨人達が示す大成功の新法則。IT時代だからこそ可能になった新しい生き方
838円 529-1 C

iPadでつくる「究極の電子書斎」 蔵書はすべてデジタル化しなさい！
皆神龍太郎
蔵書1万冊をデジタル化した著者が伝授する、iPadを読書端末として使い倒す技術！
838円 531-1 C

見えない汚染「電磁波」から身を守る
古庄弘枝
見えないし、臭わないけれど、体に悪さをする電磁波。家族を守り、安全に使う知恵とは
838円 532-1 B

「まわり道」の効用 画期的「浪人のすすめ」
小宮山悟
無名選手が二浪で早稲田のエース、プロ野球、そしてメジャーに。夢をかなえる「弱者の戦略」
838円 534-1 A

50枚で完全入門 マイルス・デイヴィス
中山康樹
ジャズ界のピカソ、マイルス！ 膨大な作品群から生前親交のあった著者が必聴盤を厳選！
838円 535-1 D

日本は世界4位の海洋大国
山田吉彦
中国の5倍の海、原発500年分のウランが毎年流れ込む。いま資源大国になる日本の凄い未来
838円 536-1 D

北朝鮮の人間改造術、あるいは他人の人生を支配する手法
宮田敦司
「悪の心理操作術」を仕事や恋愛に使うとどうなる!? 知らず知らずに受けている洗脳の恐怖
838円 537-1 B

ヒット商品が教えてくれる 人の「ホンネ」をつかむ技術
並木裕太
売れている商品には、日本人の「ホンネ」や欲求や見栄をくすぐる仕掛けがちゃんと施されていた！
838円 538-1 C

ボスだけを見る欧米人 みんなの顔まで見る日本人
増田貴彦
日本人と欧米人の目に映る光景は全くの別物!? 文化心理学が明かす心と文化の不思議な関係！
876円 539-1 C

表示価格はすべて本体価格（税別）です。本体価格は変更することがあります

講談社+α新書

日本は世界1位の金属資源大国　平沼光
膨大な海底資源と「都市鉱山」開発で超高度成長が到来!! もうすぐ中国が頭を下げてくる!
838円 562-1 C

日本は世界一の環境エネルギー大国　平沼光
原発は不要!! 風力、宇宙エネルギー、地熱、メタンハイドレート——日本の資源が世界に!
838円 562-2 C

異性に暗示をかける技術　「即効魅惑術」で学ぶ7つのテクニック　和中敏郎
恋愛も仕事もなぜか絶好調、言葉と仕草の魔術 モテる人は永遠にモテ続ける秘密を徹底解説!
838円 563-1 A

ホルモンを制すれば男が蘇る　男性更年期克服最前線　桐山秀樹
イライラ、不眠、ED——その「衰え」は男性ホルモンのせい。「男」を復活させる最新健康法!
838円 564-1 B

ドラッカー流健康マネジメントで糖尿病に勝つ　桐山秀樹
経営の達人・ドラッカーの至言を著者が実践、「イノベーション」と「マーケティング」で糖尿病克服
838円 564-2 B

所得税0《ゼロ》で消費税「増税」が止まる世界では常識の経済学　相沢幸悦
増税で財政再建は絶対にできない! 政治家・官僚の嘘と世界の常識のホントを同時に学ぶ!!
838円 565-1 C

呼吸を変えるだけで健康になる　5分間シクソトロピーストレッチのすすめ　本間生夫
オフィス、日常生活での息苦しさから、急増する呼吸器疾患まで、呼吸困難感から自由になる
838円 566-1 B

白人はイルカを食べてもOKで日本人はNGの本当の理由　吉岡逸夫
英国の300キロ北で、大量の鯨を捕る正義とは!? この島に来たシー・シェパードは何をしたか?
838円 567-1 C

東日本大震災に遭って知った、日本人に生まれて良かった　吉岡逸夫
東北地方からハイチまで世界67ヵ国を取材!! 「現場力」に優れた日本人が世界で一番幸せ!
876円 567-2 C

組織を脅かすあやしい「常識」　清水勝彦
戦略、組織、人、それぞれの観点から本当に正しい経営の前提を具体的にわかりやすく説く本
876円 568-1 C

「核の今」がわかる本　太田昌克　共同通信核取材班
世界に蠢く核の闇商人、放置されるヒバクシャ、あまりに無防備な核セキュリティ等、総力ルポ
838円 570-1 C

表示価格はすべて本体価格（税別）です。本体価格は変更することがあります